スマホ首病が日本を滅ぼす

首を治せば生まれ変われる

松井 孝嘉

ワニブックス
|PLUS|新書

まずは、次のページの「問診票」をチェックしてみてください。
あなたはいくつ当てはまりますか？

【問診票】

次の質問に該当する場合、□をチェックしてください。

ひとつでも該当した場合は、「はい」に ○ を、それ以外は、「いいえ」に ○ を付けてください。

1	□ 頭が痛い　□ 頭が重い	（ はい ・ いいえ ）
2	□ 首が痛い　□ 首が張る	（ はい ・ いいえ ）
3	□ 肩がこる　□ 肩が重い	（ はい ・ いいえ ）
4	□ 風邪をひきやすい □ 風邪気味のことが多い	（ はい ・ いいえ ）
5	□ めまいがある □ 天井がまわった・外界がまわった	（ はい ・ いいえ ）
6	□ フワフワ感がある □ フラフラ感 □ なんとなく不安定	（ はい ・ いいえ ）
7	□ 吐き気がある　□ 食欲不振 □ 胃痛・不快感 □ 飲み込みにくい	（ はい ・ いいえ ）
8	□ 夜、寝つきが悪い □ 夜中、目覚めることが多い	（ はい ・ いいえ ）
9	□ 血圧が不安定である □ 血圧が二〇〇前後になる	（ はい ・ いいえ ）
10	□ 暖かいところに長くいられない □ 寒いところに長くいられない	（ はい ・ いいえ ）
11	□ 汗が出やすい　□ 汗が出ない	（ はい ・ いいえ ）
12	□ 静かにしているのに、急に心臓がどきどきする □ 急に脈が速くなる	（ はい ・ いいえ ）
13	□ 目が見えにくい　□ 像がぼやける	（ はい ・ いいえ ）
14	□ 目が疲れやすい　□ 目が痛い	（ はい ・ いいえ ）

15	□ まぶしい □ 目を開けていられない	(はい ・ いいえ)
16	□ 目が乾燥する　□ 涙が出すぎる	(はい ・ いいえ)
17	□ 口がかわく、つばが出ない □ つばが多い	(はい ・ いいえ)
18	□ 微熱が出る □ その原因が不明である	(はい ・ いいえ)
19	□ 下痢をしやすい　□ 便秘 □ 腹部症状がある(腹痛など胃腸症状)	(はい ・ いいえ)
20	□ すぐ横になりたくなる □ 昼間から横になっている	(はい ・ いいえ)
21	□ 疲れやすい(全身倦怠) □ 全身がだるい	(はい ・ いいえ)
22	□ 何もする気が起きない □ 意欲・気力がない	(はい ・ いいえ)
23	□ 天候悪化の前日、症状が強くなる □ 天気予報がよく当たる	(はい ・ いいえ)
24	□ 気分が落ち込む □ 気が滅入りそうだ	(はい ・ いいえ)
25	□ 1つのことに集中できない	(はい ・ いいえ)
26	□ わけもなく不安だ □ いつも不安感がある	(はい ・ いいえ)
27	□ イライラしている □ 焦燥感がある	(はい ・ いいえ)
28	□ 根気がない □ 仕事や勉強を続けられない	(はい ・ いいえ)
29	□ 頭がのぼせる　□ 手足が冷たい □ しびれる	(はい ・ いいえ)
30	□ 胸部が痛い □ 胸部圧迫感がある □ 胸がしびれる	(はい ・ いいえ)
「はい」の合計		(　　　　)

はじめに

まずは、本書をお手に取っていただいたことに感謝を申し上げます。そして、このご縁が運命的な出会いになってくれることを強く願っています。

私がこの本で言いたいのは、たったひとつのこと。それは次の一文に尽きるのです。

「ちょっと待って！　あなたの苦しみの原因は、首にあるかもしれませんよ！」

あなたはこれまで、原因不明のさまざまな心身の不調に悩まされ、多くの医療機関をさまよってきたのではないでしょうか。

あるいは、うつ病などの精神疾患や、更年期障害と診断され、真面目に薬を飲み続けてきたのではないでしょうか。

それなのに、症状の改善が見られないどころか、さらに悪化しているように感じ、誰にも理解してもらえず、ひとりで悩む日々を送っているのではないでしょうか。

それは本当に苦しいことでしょう。

本当におつらいでしょう。

ですから、**突然「その原因が首にある」などと言われても、にわかには信じられないかもしれませんね。**

まずは、あなたの症状が首のこりと関係があるかどうかを確認するために、冒頭の「問診票」に回答してみてください。全部で三〇の項目がありますが、あなたはいくつ当てはまりましたか？

「はい」の数が四個以下の方は、この本を閉じていただいて構いません。症状はひとつでも日常生活に支障が出ているようなら話は別ですが、そうでないのであれば、あなたは十分に「健康」であると言えます。もしこの先、「最近、ちょっと調子が悪いな？」と感じる時が来たら、この本のことを思い出してください。きっと、あなたの助けになるはずです。

さて、「はい」の数が五個以上の方はどうでしょうか。

私の診断では、五個以上当てはまると、首の筋肉に異常があると考えます。一〇個以上は「要治療」、一六個以上該当しますと「重症」と言えるでしょう。さらに二三個以上は深刻な「最重症」です。

先に挙げた原因不明の心身の不調である**「不定愁訴《ふていしゅうそ》」**と呼ばれる症状が出ると、QOL（クオリティ・オブ・ライフ＝生活の質）が著しく低下するのは当然のことです。

しかし、問題はそれにとどまりません。**これらの症状が命を奪うことも珍しくないのです。**

ひとつの原因は、「血圧不安定」です。これは、脳卒中や心筋梗塞などを引き起こします。もうひとつは、**「うつ」による自殺です。**問診票項目で二三個以上の「最重症」の方は、自殺に直結しかねない危険な状態なのです。でも心配する必要はありません。きっと本書がお役に立ち、あなたの希望になるからです。

これまで、なんとなく体調が悪い症状が全身に出る「不定愁訴」をまともに治療できるドクターは、世界中を探しても皆無と言っていい状態でした。

患者さんがさまざまな痛みやつらさを訴えてくるのに、どんな検査をしても異常が見つからないのです。結局、困ったドクターは、痛み止めなどの一時しのぎの薬を出して患者さんを追い返すしかありませんでした。

私が大学病院に勤めていた頃、ドクターがそうした患者さんたちのことを、陰で「ゴミ」と言っているのを耳にしたことがあります。

ひどい話ですが、それほどに今までの医療は、不定愁訴の患者さんたちに対して冷たく、打つ手がありませんでした。

その結果、患者さんはどうなるでしょう。たくさんの症状が出るため、内科、外科、脳神経外科、神経内科、心療内科、整形外科、耳鼻科、婦人科、循環器科、眼科、胃腸科、消化器科……と多くの医療機関で受診します。検査を繰り返しますが、それでも診断がつきません。

やがて、「名医という情報」を聞きつけては受診する、「ワンダリング（病院めぐり）」へと突き進んでいくことになります。

それにとどまらず、からだに良いことならなんでもやってみようとばかりに、べらぼうに高価な健康食品を買い求めたり、はては怪しげな民間療法や除霊などにハマッたりするような患者さんたちを、私は数多く見てきました。

少しレベルの高い病院はどうでしょう？　「自律神経の異常」と診断まではできるかもしれませんが、そこまでです。つまり、治療ができないのです。そのため、対症療法に過ぎない薬を処方したり、日常生活のストレス軽減をアドバイスするのが関の山です。

私は悩みました。どうすれば、こうした患者さんたちを救うことができるのだろうか？　根本的に完治させる治療法は本当にないのだろうか？　ライフワークとして研究に研究を重ね、私はようやく原因を究明しました。

その原因こそ「首のこり」でした。

問診表に挙げた三〇の症状が、首のこり……より医学的に言うならば**「頸筋《けいきん》の異常」から起こっていることを発見したのです**。そして、頸筋の異常が副交感神経の働きを鈍らせたり止めたりすることを、世界で初めて見つけたのです。首の筋肉が病気を引き起こすというのは、それまでの医療の常識にはまったくない、画期的な発見でした。

私はこれを、恩師である佐野圭司先生（東京大学名誉教授）に相談し、**「頸性神経筋《けいせいしんけいきん》症候群《しょうこうぐん》」**と命名しました。最近では、略して「頸筋症候群」「頸筋病」、あるいは**「首こり病」**とも呼ばれるようになりました。そして、さらなる研究を重ね、ついに「松井式治療法」を完成させたのです。

二〇〇六年五月一一日、東京・虎ノ門に**「東京脳神経センター」**を開院してから、一二年ほどの月日が流れましたが、私は首こり病の治療を中心に行ってきました。結果、不定愁訴に悩む患者さんの大部分が完治し、指示どおりに治療を受けた場合は、**改善率約九八％、治癒率は約九〇％以上にもおよびます**。

つらい痛みから解放されたと嬉し涙を流して喜んでくれる患者さん、日常生活が営めず、自殺のことばかり考えてしまう「うつ状態」から、別人のように生まれ変わった患者さんもたくさんいらっしゃいます。

「信じられない！」——そんな声が聞こえてきそうですが、これは紛れもない事実です。私は診察の日ごとに奇跡を見ております。

本書では、首こり病の実態と、日常生活で予防する方法、そして私たちの治療方法をくわしく解説していきます。

加えて、首こり病の治療によって、地獄のような体調不良の日々から解放された患者さんの事例も、ほんの一部ですが紹介していきます。

また、近年急増している**「スマホ首」に警鐘を鳴らすのも本書の重要な目的のひとつです。**

パソコンの普及は、私たちの生活に便利さという革命を起こす一方で、人々の首に大きな悪影響を与えてきました。**さらにスマートフォンの爆発的な普及は、パソコン以上に我々の健康にダメージを与えており、それは社会問題として世界に広がっています。**電車の中を見渡しても若い人の大半は下を向いてスマホを見ていますが、これは世界中で見られる光景です。その蓄積から来る「スマホ病」の急増により、今までは考えられなかった奇異な社会現象が起きています。

本書ではそのメカニズムと「被害」の実態について、日々多くの患者さんの首を診察する医師として警告を発します。

さて、私たちの治療法は、テレビ、新聞、雑誌やニュースサイトなど、各メディアで大きく取り上げていただく機会にも恵まれてきました。評判が評判を呼び、今では日本全国からだけでなく、世界中の国々から、私のもとに患者さんが訪れています。

これまでの不定愁訴の治療は、「もぐら叩き」に似ています。例えば頭が痛い時、脳神経外科などでは痛み止めの薬が処方されます。それを飲んでいれば、たしかに一時的に痛みは治まるかもしれません。しかし、薬をやめた途端、また「もぐら」が顔を出すのです。

さらに、また別の穴からも「もぐら」は顔を出します。それが「めまいのもぐら」であれば、今度は耳鼻科に行って、めまい止めをもらうわけです。しかし、それも一時しのぎに過ぎず、薬をやめれば、再び「もぐら」は顔を出します。これまでの医療、そして患者さんたちは、こんな「もぐら叩き」を延々繰り返してきたのです。

私の治療の特徴は、その「もぐら叩き」のスイッチを、元からパチンと切ってしまうことです。ついでにコンセントも引っこ抜いてしまいましょう。そうすれば、もう二度と「もぐら」は顔を出しません。つらい病気とは一切縁のない、明るく幸せな人生を送ることができるのです。

今からでも遅くはありません。**首を治せば、間違いなく人生は変わります**。どうか病気知らずの生活を手に入れてください。

目次

第2章　覚えておきたい病気にならない習慣……51

本書は二〇〇七年三月に発売された
『首を治せば病気が消える』（小社刊）を再構成し、
その後に得られた新たな情報などを大幅に加筆したものです。

第1章　首こり病が日本を蝕《むしば》む

若者たちを襲う「自殺願望」の正体

二〇一七年一〇月、神奈川県座間《ざま》市のアパートにおいて、九人の遺体が発見されるという凄惨《せいさん》な殺人事件が発覚しました。犯行を自供している二七歳の男が、ごく短期間のうちに九人の尊い命を奪ったこと、自宅アパートで死体を解体し頭部をクーラーボックスに入れて保存していたことなど、犯罪史上類を見ない恐ろしい事件でした。

驚くべきは、殺人犯と被害者の関係性です。報道によると、TwitterなどSNS（ソーシャル・ネットワーキング・サービス）を使って、わずか半年のうちに自殺願望のある人を探し出し、自殺の幇助《ほうじょ》をほのめかして言葉たくみに近づいたといいます。

直接は一度も会ったことがないというのに、ネット上のつながりだけを頼りに犯行現場まで自らやってくる若者たち……その大半の目的は、自分の命を終わらせることでした。まるで現代の「ハーメルンの笛吹き男」のような恐ろしさを感じます。

私はこの事件が、現代日本の若者たちの縮図を反映していると思えてなりません。それは、手に持ったスマートフォン（スマホ）の中……SNSの向こうに自殺願望を持った若者たちがたくさん存在しているという事実です。

第一のキーは、「自殺願望」です。私は、事件が起きる前から、一〇代、二〇代の若者たちの中に、自殺願望を持つ人がたくさんいるということは、強く認識していました。それは、日々さまざまなからだの不調を訴える患者さんたちを診療していて、**自殺願望のある人が非常に多いことを肌で感じていたからです**。

気分が落ち込み沈んでしまう、いわゆる「抑うつ状態」になり、正常な判断ができなくなってしまう……私が診察する患者さんの多くはうつ症状を持っています。くわしいことは追って説明していきますが、冒頭の問診票の項目で二三を超えると、ほぼ全員が自殺願望を持つようになってしまうのです。

第二のキーは、「ＳＮＳ」です。またたく間に自殺願望のある若者たちを集めてしまったということも驚異ですが、私は若者たちを「スマホ依存症」にしているＳＮＳの魔力に脅威を感じます。

被害者にはそれぞれ事情があり、ひとまとめにはできないかもしれませんが、自殺願望をＳＮＳに向かって吐露していたという点では共通しています。そのために、殺人犯が仕掛けた網にかかってしまったのです。

　実社会で相談できなかったことが、ネット空間でなら表現できる。そうだとするなら、被害者たちは、実社会での時間よりSNSに費やしていた時間に重きを置いていたのではないでしょうか。心はいつもSNSに向いていた可能性があります。

　そして、からだはいつもうつむいた姿勢で、「スマホ」を見つめていたに違いありません。いつしかSNSに没頭し、常にスマホが気になる。まさに依存症のような状態だったのではないでしょうか。スマホが首に負担をかける「スマホ首」についても本書では説明していきますが、被害者の中には、**「スマホ首」による不定愁訴に悩んでいた方もいたのではないかと私は推測しています**。

　犯人として逮捕された男性も、父親に自殺願望を訴えていたと伝えられています。真偽はあきらかではありませんが、その手口を見れば、やはりSNSとスマホの中に自分の居場所を求める、「スマホ依存症」だったと想像できます。

　そして、私がテレビのニュースを見て、最も驚いたのが、防犯カメラが捉えた犯人とされる男の映像です。八王子の女性とともに歩いているところを横から撮影したものでしたが、その首が極めて特異だったのです。まるで水平に、前方へと突き出した長い首。その上に頭が乗っていたのです。首の筋肉に問題があり、全身に不調があったのではないかと私はこれまでの経験から感じました。

首こり病は命をも脅かす

本来であれば、青春を謳歌《おうか》しているはずの若い世代が、自ら死を望むことになってしまうという痛ましい事件を前にして、その背景を単純化することはできないと思っています。ただ、医師としてどうしても指摘しなければいけないことがあります。

それは、正常の判断力を失ってしまうような抑うつ状態に至るまでには段階があり、その仕組みを把握しているだけでも、その負のスパイラルから抜け出せる可能性が高まるということです。

その仕組み……つまり原因となるのが、**本書のテーマである「頚性神経筋症候群」、通称「首こり病」です。**首こり病とは、さまざまな理由により首の筋肉に異常が発生し、そのために自律神経、特に副交感神経の働きが悪くなり、全身にさまざまな不調があらわれる病気を言います。

ですから、たかが「こり」と侮ってはなりません。なぜなら、症状が悪化すると「うつ病」になり、ほぼ全員が自殺願望を持つようになることが私の研究で明確になりました。つまり、座間市の悲しい事件は、決してひとごとではありません。

そして、スマホの爆発的な普及に伴い、健常なはずの若年層にも首こり病が蔓延し、危機的な状況を招いているのです。

その様子は、**まさに「スマホ首が日本を滅ぼす」と言っても過言ではありません。**危機を認識して、対策を講じる必要に今まさに迫られているのです。

「スマホ首」については本章の後半で、首こり病によるうつ病については第3章でくわしく説明します。

さて、ここで欠かせないキーワードが**「自律神経」**です。自律神経とは、意識とは関係なく、生物が生きていくためのさまざまなからだの働きを自動制御するシステムです。**「交感神経」**と**「副交感神経」**を、アクセルとブレーキのようにバランス良く使って、人間のからだの調子を整えています。

私が研究を始めた約四〇年前はもちろんのこと、首こり病の恐ろしさを紹介しはじめた一〇年余り前までは、自律神経についてマスコミが伝えることなどありませんでした。私が世間の注意を喚起した結果、現在では、テレビや書籍などで大きく取り上げられるようになりましたので、ご存じの方も多いと思います。

首は、脳と全身とをつなぐ通り道……しかも、とても細くて弱いパイプラインです。この細いパイプラインに、背骨、気道、食道、血管、自律神経を含む神経系などがきちっと納まって通っています。ところが、**首の筋肉がこってしまうと、神経の働きに影響が出てしまうのです**。

それはなぜか？　副交感神経の働きが悪くなり、自律神経のバランスが崩れ、働き方の調子が狂うと、「自動運転」が上手く機能しなくなってしまうからです。

その結果、多くの場合、次の一六の病気・症状のうちのどれか、もしくは複数があらわれます。それは、緊張型頭痛、めまい、パニック障害、むちうち症、更年期障害、慢性疲労症候群、ドライアイ、多汗症、不眠症、機能性胃腸症、過敏性腸症候群、機能性食道嚥下《えんげ》障害、血圧不安定症、VDT症候群、ドライマウス、起立性調節障害です。

これらの病気・症状は、いずれもからだの調整機能である自律神経の乱れによる病気・症状なので、まるで機械の調整つまみの位置がズレてしまったかのように、**普段と比べてなんとなく調子が悪いという違和感を覚えるようになります。**

ほかの人には自分のつらさがわかってもらえないものも多く、また、医療機関で検査を受けても、ほとんど異常という結果が出ないのです。そのようなことがまた患者さんを孤立させ、悩みを深くさせてしまうのです。

先ほど列挙した一六の症状は、まさに自律神経失調症の典型的な症状です。その症状が長く続いたり、ひどくなっていくと、日常生活にも支障をきたすようになり、やがて抑うつ状態へと陥っていくケースが少なくありません。

先に綴ったように、自律神経の乱れから発症するうつ病は、進行するにしたがって自殺願望を強く持つようになるという特徴があります。

まずは、首こり病が発端となり、自律神経の乱れ、さまざまな全身の不調へと拡大し、精神をも蝕んでいくという、この病気の仕組みを理解しておきましょう。

そして、心身がそんな深刻な状態にならないように、からだの不調を感じたら、**まずは首こり病を疑い、しっかりと治療することが大切です。**

しかしながら、先ほどの一六の症状、緊張型頭痛、めまい、パニック障害、むちうち症、更年期障害、慢性疲労症候群、ドライアイ、多汗症、不眠症、機能性胃腸症、過敏性腸症候群、機能性食道嚥下障害、血圧不安定症、VDT症候群、ドライマウス、起立性調節障害、そしてそれらを統合した自律神経失調症、その先にある自律神経性うつ病、この合わせて一八の病気・症状は、これまでは治すのが困難だと言われていました。

しかし、私が開発した**「松井式治療法」**によって、よほど特殊なケースを除いて、首こり病を治すことで治癒または完治できるようになりました。

首こり病は知らず知らずのうちに忍び寄る

日本語には、「肩に重圧がのしかかる」とか「重荷を背負う」という言葉があります。

昔から、重圧に打ち勝とうと熱心に仕事をしていると、いつしか前かがみになり、猫背になって耐えしのごうとしてきました。

それは、現代のパソコンを使った社会でも同じかもしれません。集中して仕事に打ち込めば打ち込むほど、頭が前方へとせり出し、背骨は丸まり、少しうつむきがちの姿勢になっていきます。この時、**肩や背中よりもっと重荷がのしかかっているのが実は首なのです**。

首こり病にかかった時、病院などでは一般的にどのように対処しているのでしょうか。Aさん（三〇代半ばの女性）の発言を例に、具体的に見てみましょう。

「内科、脳神経外科、整形外科、耳鼻科……いろいろな病院を回りましたね。結局、最後は心療内科に行かされました。心の病気、うつ病という診断でした」

Aさんが東京脳神経センターを訪れたのは、さんざん病院巡りを繰り返してきた後でした。どこにでもいるようなごく普通の会社員の方です。ただ、表情に関しては非常に暗く、こう言っては失礼ですが、三〇代半ばという実年齢よりやや老けて見えたことは憶えています。

「きっかけは二年前くらいだったでしょうか、仕事中、急に動悸がしはじめたんです。

すぐに良くなるだろうと放っておいたんですが、そのうちに手がしびれたり、手足が冷たいのに上半身が熱くてのぼせたり、肩こりもひどかったですね。で、仕方なく内科へ行ったら、あっさり『これは更年期障害ですね』って言われました。こんな歳でもなるんだ！　と、ちょっとショックでした」

「薬はもらいましたか？」と、私は尋ねました。

「安定剤をもらいました。でもまったく良くならなくて……そのうちに、肩こりだけじゃなく、首の後ろや頭まで痛くなってきました。特に夕方になると、張ったような痛みが出てきて、仕事になりませんでしたね。それで整形外科に行ったんです。念のためということでCTを撮ったんですが、どこにも異常はありませんでした。『きっとストレスのせいでしょう。スポーツでもして気分転換したらどうですか？』、そんなことをお医者さんから言われました。カイロプラクティックやマッサージにも通ってましたね。めまいの症状もあったので、それが元凶なのかと思って耳鼻科にも行きました」

そうAさんは話すと、「ここからが大変だったんです」とため息をつきました。

「だんだん疲れが取れなくなってきて、朝、起きられなくなりました。遅刻ばかりで、いつも上司に叱られていましたね。妙に気が滅入って、仕事もおっくうで、ついには会社を休むようになりました。ちょうど決算期の忙しい時期だったので、同僚からは白い眼で見られていました。陰で『あの人は怠け病だ』って、誰も理解してはくれませんでした」

誰も理解してくれない——原因不明の症状を抱える患者さんに共通する訴えです。この病気の大きな問題は、周囲の人の理解が得られないこと。見た目はなんら健康な人と変わりありませんし、また、がんや心臓病のように、直接的に命にかかわってくる症状には見えませんから、どうしても周囲の人から病状を軽く見られがちです。

いつも一緒に働いている職場の同僚でも、本人がどんなに苦しんでいるかをわかりません。今日は調子が悪いと言えば、

「また怠け病が始まった」

「精神がたるんでいるからだ」

「気の持ちようでしょう」

などと陰で言われ、あるいは面と向かって言われ、会社内で孤立している患者さんを

私はたくさん知っています。

それは、家族内でも同じことが言えます。症状が進行すると、Aさんのように出勤することさえ困難になってきます。朝はベッドから起きられず、部屋に引きこもりがちになり、笑顔がまったくなくなり、いつも暗い表情で横になっている。そんな状況が続けば、長年連れ添った夫婦であっても、

「単に会社に行きたくないだけでしょう」

「いつまでこんなことしているの？」

「家のローンはどうするの？」

深い溝が生まれ始め、ぎくしゃくとした関係になります。

「誰にも理解してもらえないんですよ……」

私の病院にいらっしゃる患者さんたちは、そのほとんどが、口々にこんなことをおっしゃいます。この病気はからだだけではなく、人間関係の悪化をも招くのです。Aさんも、自分の苦しみを理解してもらえないつらさを感じていたのです。

しかし唯一、Aさんの理解者がいました。それは彼女のお母さんです。

「母だけは心配してくれましたね。私の病気をいろいろと調べてくれて、これは精神的な病気なんじゃないの？　って教えてくれたんです。そこで母と一緒に、名医として有名な先生の心療内科に行ったんです」

お母さんは彼女のためを思って、手を尽くしてくれたのでしょう。

「うつ病と診断され、今は会社を休職しています。抗うつ剤を処方され、毎日飲みましたが、あまり効き目が実感できず、二倍量、三倍量と増えました。でも、ちっとも気分は良くなりませんね。何か新しい訴えをすると、その度に別の薬がひとつ増えて、今では十数種の薬を処方されています。こういうのを『薬漬け状態』っていうんでしょうか。何も変わらないのでやめたいって、先生には言っているんですが……。そんな時、雑誌で、松井先生や首こり病のことを知ったんです。もしかしたら、私もこの病気なのかもって思って」

Aさんの問診票を見ると、「はい」の数が一八個ありました。これはもはや「重症」の部類に入ります。私はさっそく首の触診をしました。すると予想どおり、三四ヶ所すべてのチェックポイントに異常が見られたのです。

「つらかったですね。でも、これだけ首に無理をさせてきたんですよ。焦らず、じっくりと治していきましょう」

と、私は声をかけ、治療に入りました。幸いAさんは真面目な方でしたので、きちんと二日に一度、治療に通ってくれました。

一週間もすると、頭痛、首こり、肩こりが軽くなり始め、今までなかった笑顔が見られるようになりました。二週間後には気分の落ち込みといった精神症状が取れ、抗うつ剤の量を約三分の一にまで減らすことができました。

「人生が楽しく感じられるようになりました！」

嬉しそうに笑顔を見せながらも、不思議そうにおっしゃっていました。最後のほうまで動悸とめまいだけは残りましたが、このふたつの症状も含め、およそ二ヶ月後にはすべての症状が消失しました。

「あれもしたい、これもしたいと、ものごとをすべて前向きに考えられるようになりました。今までの自分からは思いもよらないことで、本当に生まれ変わったようです。世界が変わって見えますね」

Aさんのそんな言葉が印象に残っています。

最後にお別れした時のイキイキとした笑顔は、今でも忘れられません。最初に来院された時の暗い表情とは、まるで別人のようでしたから。

「ああ、またひとり患者さんを救えた」。患者さんが笑顔を見せてくれた時こそ、この上もなく幸せな気持ちを感じることができるひとときです。

今の医療は間違いだらけ！

Aさんは、まさに首こり病の典型的な患者さんでした。この病気についてくわしく理解している医師は少なく、冒頭の「問診票」からもわかるように、症状が多く、少なくとも一〇以上の診療科目にわたります。ひとつの科目では対応できないため、Aさんのようにワンダリングを繰り返してしまうのです。中には五〇ヶ所以上の医療機関を受診したという患者さんもいました。

Aさんの場合、最初は内科でした。そこでは「更年期障害」と診断されたわけですが、軽快することはありませんでした。次は整形外科、その次は耳鼻科へ行き、最後に助けを求めたのが心療内科でした。患者さんによっては、このほかに消化器科、循環器科、神経内科、眼科などを経由してくることもあります。

最後にたどりついたのが、心療内科、あるいは精神科という人は、この病気の患者さんに見られる典型的な例です。いくら精密な検査をしてもからだに異常が見つからないので、「きっと、これは心の病気だろう」という結論に、ドクターも、そして患者さん自身も達してしまうわけです。

Ａさんの場合も、お母さんが得た情報によって心療内科医に到達したのですが、残念ながら、それは間違いでした。その「名医」と呼ばれるドクターは、十分なカウンセリングもせず、「ＳＳＲＩ（選択的セロトニン再取り込み阻害薬）」と呼ばれる、新しい抗うつ剤を出すだけだったのです。

それは単なる思い込みであり、正しい判断ではありませんでした。〝この病気〟は心の病気とはまったく関係のない器質的疾患だからです。Ａさんのご都合で治療をやめましたが、もう少し続けるとすべての症状も消え完治したことでしょう。

うつ病と自殺願望の因果関係について……特に精神病である大うつ病と自律神経性うつ病の違いについては、第3章でもくわしく取り上げることにしましょう。

さて、この病気について、私が到達した結論をもう一度整理しておきましょう。

首の筋肉が異常をきたし、それが原因となって自律神経、特に副交感神経の働きが弱まってしまい、そのためにさまざまな症状を心身に引き起こしているのです。ですから、**たとえ抑うつ症状が認められても、新しい器質的な別の病気ですから、心療内科や精神科では治すことはできません。**結局、どこへ行っても、どんな薬を飲んでも治ることはないのです。

私の発見した治療では、この病気の原因である首の筋肉、それも異常を起こしている筋肉を治療するので、治療が終わればすべての症状が消失して、再び症状が出ることはほとんどありません。うつ症状も九八%以上治癒しています。薬を飲む必要も、一切なくなります。再発率は極めて低いと考えてください。

こうした不定愁訴の原因の多くは、首の筋肉の異常にある——一九七八年に世界で初めて私が発見してから四〇年。今なお、その事実をわかっているドクターは、日本中を探してもほとんどいないのが現状です。

いったいそれは、どうしてなのでしょうか？　ひとつには、現在の細分化された医療体制を挙げることができます。私は脳神経科学会と、その関連学会に所属しており、そこで首が原因のさまざまな病気の現状や、研究結果などを発表しています。

しかし、**私は内科、精神科、耳鼻科、眼科、循環器科、消化器科、整形外科など各学会の会員ではありません。すると、ほかの専門科のドクターに、この病気の存在を知らせることは大変難しくなります。**この病気が一般に知られるには、これらの学会から「講演に来てくれ」という依頼があるまで方法はありません。

このように、現在の医療は、まさにタコツボ化しています。これでは、身体全体の診察ができるドクターがいないのも当然でしょう。

筋肉は本来、整形外科の領域になります。ところが、整形外科医の多くは硬い骨と関節ばかりに関心があり、筋肉を専門にしているドクターはほとんどいないというのが現状です。

また、新しい病気と新しい治療法が理解されず、敬遠されているという実態があります。近年、医療の進歩には目覚ましいものがありますが、医師の中にはそれまで自分が研究してきたこと、信じてきたことから発想を変えることができず、新しいことを拒絶してしまう人もいるのです。目の前に苦しんでいる患者さんがいて、その治療方法があるのに、それでも自分が信じてきた理論と違うというだけで受け入れることができない医師がいるのは悲しむべきことです。

人体は依然として神秘に包まれており、まだまだわからないことばかりです。頚性神経筋症候群（首こり病）について言えば、松井式治療法によって完治するという事実を積み重ねています。それにより、首の筋肉の異常と副交感神経の異常に相関関係があることはわかっています。しかし、その学術的根拠を提示するには、さらなる研究成果の積み上げが必要です。そのような、「先に治療法ありき」というパターンも医学界ではよくあること。ドクターには柔軟な考え方が求められるのです。

さらに、**ドクターがそもそも首のことを知らないというのも、首こり病の理解が進まない理由のひとつです**。その最たる原因が大学教育でしょう。

私は教員として、大学で授業を行った経験もありますが、首の筋肉のことについて質問を投げかけても、誰もまともに答えられません。ごく基本的なことにもかかわらず、です。ただ、学生だけを責めることなんてできません。「解剖学」は、医学部専門課程で最初に学ぶ必須カリキュラムなのですが、「首が原因で起こる病気はない」とされているので、教科書にすらほんの少ししか載っていないからです。さらに、首の筋肉も重要視されていないため、授業でもほとんど省略されています。実際のところ、そんな大学が多いのです。

そして彼ら学生は、真実を知らないまま、ドクターとして巣立っていく……残念ながら、これが今の現状です。首の筋肉は、完全に医学の盲点なのです。

ようやく最近になって、私が首の筋肉の重要性について発表を繰り返しているので、次第に解剖学の授業でも取り上げはじめている大学もあるようです。

「不定愁訴」に使われている医療費は国家予算の一割

人間のからだは本当によくできていて、眠っていて意識がなくても、自動的に呼吸をして酸素を取り入れ、心臓を動かして全身に血液を送り、胃腸を働かせて食べたものを消化します。これらを司《つかさど》っているのが自律神経です。

この自律神経の働きに異常があると、ありとあらゆる不調が全身を襲います。そしてからだの不調は心にも影響を与えます。不定愁訴のほとんどは、これが原因です。

しかし、現在の医学は、不定愁訴に対してあまりにも冷たく、あまりにも無力です。それぞれの診療科が、それぞれで対症療法を行うだけ。それも、検査を行って異常と認められた場合だけのことです。

「なんとなく調子が悪い」「いつもとくらべて明らかにおかしい」という自覚症状があっても、**検査結果が病気と認められる数値に達していなければ、治す対象として認められることはないのです**。

厚生労働省の統計によると、二〇一六年度の日本の医療費（外来診療）の総額は約一四兆二千億円でした。どこの病院でも外来患者の四分の三は不定愁訴だと言われています。ですから、不定愁訴の医療費として使われたのは、ざっと計算して一〇兆六五〇〇億円に達することになります。

一〇兆円とはどういう金額でしょうか。松井病院のある香川県と岡山県を結ぶ瀬戸大橋。その建設は一〇年がかりの一大事業でしたが、総工費は約一兆一千億円でした。つまり、一年間で瀬戸大橋を九本半建設できる金額ということです。

あるいは、二〇一七年（平成二九年）度、日本の一般会計予算が約九七兆四千億円ですので、一〇兆円とは国家予算の一割以上を意味します。

そのような莫大な金額がたった一年間の医療費として使われている不定愁訴。しかし、**そのほとんどのケースで不定愁訴を治せていないのです**。まさに、一年間で一〇兆円以上をドブに捨てているようなもの。なんともったいない話ではありませんか。

私は、不定愁訴のうち、首こり病が相当の割合を占めているとみています。ですから、その多くを松井式治療法によって、医療費を無駄にすることなく、快方に向かわせる確信があります。大切な国民のお金を無駄にすることなく、症状を改善して、元気に生活できるようにするために使えるのです。

それを思うと、私はもっともっと皆さんにこの病気のこと、そして、治療法のことを深く知っていただき、もっと多くのドクターが首の筋肉に関心を持ってほしいと願わざるを得ません。これだけ大きな問題なのですから、国家プロジェクトとして取り組んでもいいのではないか——そう常々感じています。

子どもたちの首が危ない!

首こり病は、男女を問わず幅広い年代に蔓延しています。最近の傾向として、特に警鐘を鳴らしたいのが子どもです。

本来、子どもはしなやかで強い筋肉を持っているものです。少なくとも「昭和生まれ」の子どもたちは、特別に鍛えたり、ほぐしたりしなくても、筋肉が発達し、疲労が蓄積することなどありませんでした。走ったり、組み合ったりする遊びや、通学、家の手伝いをする中で、自然と筋力が発達したからです。

ところが子どもたちのライフスタイルはどんどん変化しました。少子化の時代になり、受験の若年齢化はますます激化しています。小学生のうちから、夜まで塾に通い、習いごとを重ね、息つく暇もありません。

当然、からだを動かして遊ぶ時間もなくなってしまいました。都心の学校では、放課後の校庭で遊ぶ子どもの姿はなく、公園でのボール遊びは禁止。遊ぶ時間も場所も不足しているのが現実です。

体育の時間もずいぶんと様変わりしています。ケガをする恐れのあること、危険を伴うことは徹底的に排除され、運動能力の低下に伴って難しいと思われる種目も避けられるようになってしまいました。

皆さんも、運動会で組体操や騎馬戦がとり止めになったとか、授業でドッジボールをやらなくなったといった話もよく聞くようになったのではないでしょうか。

運動不足を心配して、スポーツを習わせている親御さんも多いようですが、週に数時間の運動だけではまったく足りません。

こうして、正しい姿勢を保つのに必要な全身の筋肉が発達せず、悪い姿勢で座って長時間勉強をする毎日が続くとどうなるでしょう。結果として、そのひずみは首のこり、腰の痛みとなって、成長盛りのからだを痛めつけることになるのです。

ゲーム機が子どもたちの首にダメージを与えた

運動不足による筋力の未発達、それによる姿勢の悪化は、首に甚大な悪影響を与えました。では、歴史を振り返ってみて、その「元凶」となったのはなんだったのか考えてみましょう。私は自信をもって言うことができます。それは、ゲーム機です。

コンピューターを使ったさまざまな家庭用ゲーム機が登場したのは一九八〇年前後。そのあたりから子どもたちは外で遊ばずにゲームで遊ぶようになります。

そして特に首に悪かったのが、一九九〇年前後に普及したポータブルタイプのゲーム機です。どこへでも持ち運べるため、ゲームばかりしている子どもが急増しました。

ゲームが面白いものであるためには、ゲーム機の小さな液晶画面の中に、たくさんの情報を詰め込み、それを激しく変化させる必要があります。プレーをする人は、その情報や変化を見逃さないように集中している状態が続きます。

神経をすり減らし、目を疲れさせ、さらにからだはほとんど動かさずに、指先だけを素速く動かす……からだ全体の血流は悪くなる一方で、指を動かす筋肉と首を支える筋肉に疲労が蓄積されていきます。

最も大きな問題は姿勢です。ゲーム機でプレーをしていると、知らず知らず少しうつむいた姿勢になっています。**うつむくと頭の重さを首の後ろの筋肉で支え続けなければならないため、大きな負担がかかり、首の筋肉の変性を引き起こすのです。**

せめて、時々休憩をして、首を後ろに倒して、筋肉を緩ませることが必要です。ところが、ゲームが面白くなってくるとつい夢中になって、時間が過ぎるのも忘れてしまうのです。

コンピューターゲームというものが生み出されて、もうすでに何十年も経つのですが、本当に罪なものを作り出したものだと思います。ひとり黙々とゲームをして遊ぶ子どもたち。やっている間はたしかに楽しいかもしれませんが、知らず知らず心とからだの健康を損ねているのです。コンピューターゲームの発明者は、そんな未来までは想像できなかったのでしょう。

ゲーム会社もこの問題を重くみていたようです。一時は、体を動かしたり、健康を管理するゲームに重きを置いた家庭用のゲーム機やソフトも発売されました。しかし最初こそ話題になるものの、飽きられてしまうと、やっぱりどのメーカーもいつでもどこでもできるポータブル機がメインになっていきました。

子どもたちの日常はとても忙しく、リラックスできる時間が必要なのは間違いありません。でも、そんな時に使われるのがゲーム機というのでは、まったく本末転倒です。ゲーム機では疲れが取れないどころか、首こりの原因になってしまいます。つまり、**昔では考えられなかった「子どもの不定愁訴」を引き起こしているのです。**

子どもが頭痛、めまい、朝起きられない、起立性低血圧、動悸、腹痛などの症状を訴え、小児科を受診すると「起立性調節障害」と診断されます。明確な治療法はありませんが、首の筋肉の治療で奇跡が起きるかのように治ります。

時を同じくするように、不登校が増えています。これは、偶然ではありません。首こり病の不定愁訴には、全身がだるくなり、いつでも横になっていたくなるという症状や、やる気が出ないという気分障害もあります。それがさらに進行すれば、たとえ子どもであっても、うつ、自殺願望へとつながっていってしまうのです。

現実に、私たちのクリニックには、学校に行けなくなってしまった子どもたち、中学生や高校生も訪れます。そして、首の筋肉を治療することで、まるで別人のように生まれ変わり、ほかの同級生よりずっと元気になっています。

「ゲーム首」については、非常に由々しき問題なので、第2章でさらに深く掘り下げることにしましょう。

急増する男性の冷え性の原因

誰もがなりやすい首こり病ですが、あえて比較をすると女性が男性の2倍でした。一般的に女性のほうが首周辺の筋肉量は少なく、より負担がかかりやすいと考えられるからです。また、男性よりも女性のほうが関節に柔軟性があるので、より悪い姿勢のクセがつきやすいというのも関係があるでしょう。

しかし、最近ではその傾向はまったくあてはまらなくなりました。若年層の首こり病が増えるとともに、**男女の差はほとんどなくなっているためです**。

これは、子どもの運動不足、「ゲーム首」とも連動しているのだと考えられます。子どもの頃からポータブルゲーム機をやって育った「平成生まれ」の世代はすでに社会人になっていますが、その年代の男性の体格がどんどん華奢《きゃしゃ》になっているのに気づかれている方も多いでしょう。

全身の筋力が十分でないため、正しい姿勢で座れず、首周辺の筋力が弱いのが特徴です。そのため、首こりになりやすくなっているのです。

彼らの特徴的な症状として、「冷え性」が挙げられます。冬、あるいは夏の冷房の効いた部屋などで、手足、腰などが冷えてつらく感じる「冷え性」。従来は女性特有の症状と認識されていました。ところが、最近では冷え性を訴える若い男性が急増しているのです。

東洋医学では「冷え性」を非常に重要視するのですが、西洋医学では病気として扱わないため、典型的な不定愁訴と言うことができます。若い男性に急増している冷え性の場合も、やはり子どもの頃に必要な遊びや運動量が不足し、首周辺の筋肉が十分に発達していないことが原因だと考えられます。そのため正しい形で頭部を支えきれず、首のこり、自律神経の乱れにつながっているのです。東京脳神経センターにはこのようなデータがたくさんあります。

新しい現代人病「スマホ首病」

スマートフォンの普及スピードには目を見張るものがあります。二〇一六年一一月から一二月にかけて内閣府が調査した統計によると、小学生で二七・〇％、中学生で五一・七％、高校生にもなると実に九四・八％の子どもがスマートフォンを利用しているとのことでした。現在では高齢者の方も次々といわゆるガラケーからスマートフォンに機種変更しているようです。

ガラケーと呼ばれる従来機でもメールの利用は多かったようですが、スマートフォン時代になって、より多くの用途に使えるようになり、利用時間が爆発的に増えています。LINEやFacebookといったSNSのメッセージサービスを使ったコミュニケーション、さらにはネットの閲覧、ゲーム遊戯、動画視聴など、少しでも空いた時間があればスマホをいじってしまうという人が増えています。

そこで問題になるのが、やはり首への負担です。ゲーム機と同じように、スマホを操作する時の姿勢はうつむきがちになります。それなりの重さ、大きさがある本体を片手で持ち、フリック入力と呼ばれる文字入力を指先だけでする人も多いようですが、この動きをするのは実は非常に無理な力がかかっています。結果として、首への負担となってのしかかっているのは間違いありません。

スマートフォンの普及と、利用時間の伸長の流れはもう止められないでしょう。そうなれば、新たな現代人病として「スマホ首」が定着してしまうのは避けられないのかもしれません。

第3章でくわしく説明しますが、それによってうつ病や自殺願望も増えていくことになるのです。もはや、国家プロジェクトとして対策を取るべき時期が来ているのです。

せめて本書を読んだ方は、首に負担をかけないようにスマホの使用をできるだけ我慢し、姿勢に注意したり、首を休ませるなど、スマホ首が原因の首こり病にならないように、気をつけてもらえればと強く思う次第です。

第2章 覚えておきたい病気にならない習慣

首筋肉のこりが全身の不調を招く

「首は神経のスクランブル交差点」であると、私は考えています。それほどに大切な神経が、首には縦横無尽に張りめぐらされているのです。その中でも、とりわけ重要なもののひとつに、**「自律神経」**があります。

自律神経は私たちの意識しないところで、からだを健康に保ってくれています。体温や血圧の調節、呼吸、消化、代謝などをコントロールし、生命を維持していくためにはなくてはならない役割を果たしています。

自律神経には**「交感神経」**と**「副交感神経」**のふたつがあります。交感神経は緊張している時や危険を感じた時、興奮している時などに働く神経で、心拍数や血圧を上げ、呼吸数を増やし、血管を収縮し、瞳孔を開き、胃腸の働きを抑制します。副交感神経はリラックスしている時や、寝ている時などに働く神経で、心拍数や血圧を下げ、呼吸数を減らし、血管を拡張し、瞳孔を閉じ、胃腸の働きを活発にします。

ふたつの神経は、まるでアクセルとブレーキのように相反する働きをするのです。私たちが健康を維持できているのは、この交感神経と副交感神経がバランス良く働いてくれているからと言っても過言ではありません。しかし、どちらかひとつでも調子が悪いと、文字どおりからだのバランスが崩れます。

前述したように、首にはこの大切な自律神経が密集しています。そんな首になんらかの異常が起きれば、自律神経のバランスに、極めて重大な悪影響がおよびます。

具体的には、まさに本書の冒頭で掲載した「問診票」で挙げているような、つらい症状が知らず知らずのうちにあらわれてくるのです。

自動車のアクセルとブレーキでたとえると、本来であればアクセルとブレーキの両方が正しく働かなくてはいけないのですが、首の筋肉にこりがあると、副交感神経の働きが極端に弱くなってしまいます。これは、ブレーキのききが悪くなっているのと同じです。一方、アクセルである交感神経はおかまいなしに働いていますので、とても危険な状態であるとイメージできると思います。

ところで、これまでは首に異常が起きると交感神経が過度に興奮すると考えられてきました。これはフランスの医師・バレーとその門下生のリューが、一九二六年と一九二八年に発表した論文に端を発しています。それが未だに使われていますが、問題がいくつもあります。しかし私は、これまでたくさんの患者さんを診てきた経験から、**首の筋肉の異常によって副交感神経の働きが悪くなり、その結果として全身にさまざまな不調が生じると考えたほうが自然**だという結論に達し、バレーの誤りを指摘する発表を行いました。

いずれにせよ、首の筋肉のこりから交感神経が副交感神経よりも強くなることが頚性《けいせい》神経筋症候群《しんけいきんしょうこうぐん》（首こり病）の原因というわけです。

「深呼吸をしましょう」

「夜更かしをせず、朝は早く起きましょう」

「ストレスをためこまず、スポーツなどで発散しましょう」

——自律神経の乱れを防ぐ方法として、こんなことがよく言われています。たしかに、それで気分がスッキリすることもあるでしょう。しかし、元凶を叩かなければ、根本的な治療にはなりません。元凶、**つまり自律神経が分布している首の筋肉のこりを解消しない限り、いつまで経ってもつらい症状に悩まされることになります。**

私は自律神経、特に副交感神経を中心とした研究をしています。そこで、今まであまりわかっていなかった新しい知見についてお伝えします。

まずは、**「幸せ」「幸福」についてです**。副交感神経が働かなくなった患者さんは、「幸せ」を感じられなくなることがわかりました。それは、長生きすることに意味を感じられなくなるということでもあります。それで、いつしか簡単に自殺願望を持つようになってしまうのです。

冒頭で紹介した問診票で二三項目以上の症状がある人は、ほとんどが自殺願望を持っていたり、簡単に自殺を決行してしまいます。

もうひとつは、**副交感神経と原因不明の疲労の関係についてです**。このふたつは、「井戸のつるべ」の関係にあります。真ん中の滑車をはさんで、片側の桶を井戸の中に沈めれば、反対側の桶は水をくんで上がってきます。その桶を井戸に沈めれば、反対側の桶が上がってきます。それと同じように、副交感神経が高い位置にあれば原因不明の疲労は出現しませんが、副交感神経の働きが悪くなって低下すると原因不明の疲労があらわれます。しかも、副交感神経が下がれば下がるほど、疲労の症状は強くなるのです。

さらに新しい知見として、副交感神経は夜になると重要な働きをすることなどがわかってきました。

こんな人が病気になりやすい

首こり病は、ある特定の人だけに起こるような、特別な病気ではまったくありません。もちろん、直接的な遺伝疾患でもありません。私は試しに以前、年齢も性別もバラバラな我が病院のスタッフのうち約三〇〇人の首を、一人ひとり触診したことがあるのですが、ほぼ大半の者に少なからず異常が見受けられました。

「いえ、私は健康ですよ！」と、胸を張って言うスタッフもいました。しかしそれは、その時に幸運にも、自覚症状が出現していないだけのことだったのです。

大半の職員は、問診票の該当項目数が五から一〇の間にあり、触診でも軽い症状があったわけです。

これは、**潜在的な「首こり病予備軍」は、私たちが予想しているよりもずっと多いと**

いうことを意味します。私たちは、いつ爆発するかわからない時限爆弾を常に抱えているようなものなのです。

実際に私の病院——東京脳神経センターと松井病院には、性別、年齢、職業問わず、さまざまな方が連日のように来院されます。ですからメディアの取材などで「この病気は、男性と女性、どちらが多いんですか?」、「何歳くらいの方が来院されるんですか?」、「どんな職業の人がなりやすいんですか?」といったような質問を受けることも多いのですが、患者さんはあらゆる層にまんべんなく存在しているというのが実態かもしれません。

ただし、「この病気になりやすい人」をタイプ別に指摘することはできます。以下のようなことが言えるでしょう。

「常に同じ姿勢、特にうつむき姿勢で長時間作業をしている人」
「パソコンを長時間使っている人」
「細く長い首で、なで肩の人」
「猫背の人」

「レントゲンを撮った時に、ストレートネックだと言われた人」
「頭を強く打ったことがある人」
「車の追突事故にあったことのある人」
「女性（に多い）」
「たくさんの人の前に出る機会が多い人」
「時間があればスマホをいじっている人」
「工場の流れ作業などで機械にペースを合わせて作業をしている人」

ここからは、それぞれについて、くわしく説明していきましょう。大事な部分なので、しっかり覚えてください。

ノートパソコンは要注意！

首の筋肉に負担をかけていると、いつしか首こり病になります。

現在、最も直接的な原因となっているのがパソコンです。今やどんな仕事をするにしても、欠かすことのできないツールとなりましたし、ビジネスシーン以外でも、老若男女を問わず、家庭の中で、インターネットで情報を得るというライフスタイルがすっかり定着しました。

二〇一六年末の時点で、総務省が発表した日本のインターネット利用者人口は一億八四万人で、これは八三・五％の人口普及率に相当します。もはや、子どもから老人まで、日本人のほとんどが、インターネットを利用しているわけです。

情報端末は、スマートフォンやタブレット端末の利用が急激な伸びを見せる一方、パソコンの利用者はほぼ横ばい。家庭の利用だけで見れば、微減という状況ですが、それでも端末別の普及率では五八・六％と、二位のスマートフォン（五七・九％）をかろうじて抑え、トップを維持しています。

パソコンの利用も、少しの時間であれば大きな問題はありません。ところが、長時間・長期間にわたって、同じ姿勢でパソコンを使い続けていると、首の筋肉への負担が蓄積されていきます。

実際、私の患者さんには、プログラマーやシステムエンジニアなど、ＩＴ関系の職業の方が、かなり多く見受けられます。そうした方は、ほぼ一日中、パソコンの前に座りっぱなしで、長い人は、一日に一五〜一六時間もパソコンに向かっていることも珍しくないといいます。

また、インターネットのオークションやオンラインゲーム、動画サイトが大好きで、ついつい長時間パソコンの前に座ってしまうという主婦の方もいます。聞くと、一日のうち、六時間も七時間もパソコンの前にいるそうです。

仕事でパソコンの前にいなくてはいけない方、趣味で長時間パソコンを使っている方、それぞれ事情は異なりますが、**どちらもパソコンがなくては生きていけない「依存症」の状態であるのは同じと言えるかもしれません**。

また、二〇〇〇年代初頭から、「テクノ不安症」の話題をたびたび耳にします。パソコンの苦手な人、主に中高年の男性が、扱い慣れないながらも無理をして仕事でパソコンを使っているうちに、精神的ストレスで体調を崩すというものです。

ＩＴ化の流れがあまりにも急激だったため、やはり現在でも「テクノ不安症」に悩む方は一定数いるようです。

その症状は、頭痛、動悸、息切れ、めまい、肩こり——。

お気づきでしょうか？ **これは首こり病の症状とまさに合致しています。**「テクノ不安症」は一般的に精神的なストレスが原因とされていますが、それだけではないのです。緊張した精神状態と慣れない姿勢でパソコンを使い続けた結果、首の筋肉に負担が蓄積し、からだの不調を呼んでしまい、その不調がまたストレスになるという悪循環に。それが「テクノ不安症」の正体だと私はみています。

「夕方になると体調が悪くなる」という声も、たくさんの患者さんから聞きます。これは、「長時間、常に同じ姿勢で作業をしている人」の大きな特徴です。一日が終わりに近づくにつれて、首の筋肉が疲労を起こし、副交感神経を乱しているのです。ひどい肩こりや疲労感から始まり、脈が速くなったり、気が遠くなったり、中には「吐きそうになる」という患者さんもいて、症状はさまざまです。

できるだけパソコンを使う時間を短くできればよいのですが、使わざるを得ない人も多いことでしょう。では、どういうところに注意する必要があるでしょうか。

まず、可能なら、**ノートパソコンよりも、デスクトップパソコンを選ぶようにしてく**

ださい。ノートパソコンは、モニターとキーボードが一体化しているため、モニターが低い位置にあります。デスクトップパソコンであれば、モニタースタンドの位置や角度を調整し、首に負担のかからない姿勢を取ることもできるのですが、ノートパソコンの場合は、自由がきかず、どうしてもうつむいた状態になります。

あの姿勢で何時間も仕事やインターネットをすれば、首に大きな負担がかかるのは明白です。デスクトップパソコンなら問題ないというわけでもありませんが、可能であればノートパソコンは避けましょう。

しかし、ノートパソコンしか選択できない場合もあるでしょう。その場合は、時間と休憩に注意してください。

パソコンの前で根をつめていたら、気づかないうちに何時間も経っていた、という経験もあるのではないでしょうか。仕事にしろ、インターネットにしろ、パソコンを操作していると、外に目が向かなくなる不思議な力があるように思えてしまいます。

大切なのは、**一五分に一度、三〇秒程度でいいですから、必ず首を休めることです。**首を休める方法は、非常に効果的なリラクゼーション法をあとでご紹介しますので、それを参考にしてください。

首こり病は、パソコンの利用時間の増加とともに急激に蔓延しました。そういう意味では「パソコン病」と言ってもいい病気で、ある種の「現代病」です。

パソコンが日本人の首を痛めつけて、からだに甚大な被害を及ぼしているという現実をしっかり認識して、少しでも身を守ることを心がけるようにしてください。

子どもたちを「ゲーム首」から守るのは親の責任

第1章でも触れましたが、「長時間、常に同じ姿勢で作業をしている」という意味では、ゲーム機もパソコンと同様です。そして、今やゲーム機は子どもだけのものではありません。娯楽のひとつとして、エンターテインメントコンテンツのひとつとして、世の中にすっかり定着しました。

かつてはテレビのCMといえば自動車や食品が中心でしたが、今ではスマホゲームの宣伝を見ない日はありません。しかし、「パソコン病」と同じくらい、首に大きな負担をかけて、多くの人の健康を害しているのも事実ですから、功罪という意味では罪のほうが大きいように感じるのです。

ゲームをしているお子さんの姿をよく観察してみてください。首をすくめるように緊張させ、夢中になって画面とにらめっこしているのがわかると思います。首にとってこれほど悪い姿勢はありません。首の筋肉に負担をかける上に、**その発育まで悪くなってしまい、病的な状態になってしまうのです。**

デスクトップパソコンよりもノートパソコン、そしてノートパソコンよりもポータブルのゲーム機のほうが、よりうつむく姿勢になります。そのため、首への負担はより大きくなるのです。

うつむいた姿勢は、まっすぐな状態に比べて、通常の三倍、首に負担がかかることを覚えておいてください。首の後ろの筋肉が、頭部を支えるため、首の筋肉に強い力学的負担がかかっているのです。その一方で、筋肉は休ませながら使えば「半永久器官」であることもぜひ覚えておいてください。

ひと時、「ゲーム脳」という言葉が話題になりました。テレビゲームのやり過ぎは脳の前頭前野の機能を低下させ、結果、「無気力」、「すぐにキレる」、「記憶力の欠如」などの症状を生み、ひいては凶悪な少年犯罪や「引きこもり」にもつながるという説でしたね。しかし、それらの症状は、本当に「前頭前野の機能が低下」したために起こったことなのでしょうか。実は、「無気力」、「すぐにキレる」、「記憶力の欠如」といった症状は、実際に私の患者さんがよく訴える典型的な例なのです。

ほかにも、「注意散漫」、「集中力がない」といった症状も特徴です。さらに重症になると、学校に行けなくなり、部屋に引きこもりがちになり、もの覚えが悪くなります。

その様子をたとえて、「(子どもなのに) まるで認知症になってしまったみたい」とおっしゃるご家族の方もいました。

そうしたゲーム好きの若い患者さんを診察していると、ほとんどのケースで首に異常が見られます。これまでの臨床経験から考えると、**やはり原因は「脳」ではなく、「首」にあるのではないかと考えざるを得ません。**

ですから私は、「ゲーム脳」ではなく、**「ゲーム首」**という言葉を提唱し、使っているのです。

これからは、親たちがテレビゲームがなかった時代を知らない世代になっていきます。外を走り回って、からだを自然に鍛えていた、ごく普通の風景が失われてしまうことの異常さを認識してもらえなくなってしまうのでしょうか。

多くの皆さんにとっては、ゲームのない世の中は考えられないのかもしれません。でも、子どもの健康を害してまで必要なものとは私には思えません。**親には子どもを「ゲーム首」から守ってあげる責任があるのではないでしょうか。**

そして、ゲームを制作し、発売する企業の皆さんには、少しでも人々の健康に気を配ることを忘れないでほしいのです。せめてゲームの途中で休みを入れる配慮が必要ではないでしょうか。

首はLサイズのスイカを支えている

現代の子どもや若い人たちには、「首と肩の筋肉が弱い」という共通の特徴がありま す。東京脳神経センターにはそれを明確に示すデータがあります。

昔と比べ見た目の体格こそ良くなったものの、その実、筋力は低下しています。もちろん、それは首の筋肉にも言えます。若い人の首を診察していて、その発達の悪さに驚くことがしばしばあります。人間の頭部は、およそ五キログラムの重さがあります。五キログラムと言ってもなかなかピンとこないかもしれませんが、「Lサイズのスイカと同じくらいの重さ」と言えばイメージが湧くでしょうか。普段の生活では意識もしないと思いますが、私たちの首は、常に「Lサイズのスイカ」を支えているのです。当然、筋肉が未発達な首では、とうてい支えきることはできません。

そこに、幼少時からのゲーム機や、いわゆる「お受験」のための塾通いなど、首を酷使する状況が加わるわけです。**今の子どもや若い人たちの首は、まさにパンク寸前と言ってよいでしょう**。

先ほどから述べているように、首こり病は決して大人だけの病気ではありません。若い患者さんも、ずいぶん私の病院の門を叩いてきます。この病気は、年齢はまったく関係ありません。「首の筋肉のこり」などと言うと、大人がかかる病気だと思われがちですが、あらためて念を押しておきたいと思います。

次に男女の比較はどうでしょうか。筋力が弱いといえば、やはり女性と考えるのが普通でしょう。頭の重さは男女それほど差がないのに、首や肩の筋肉の発達は圧倒的に男性が優位で、女性は首の筋肉が弱いため、男性よりもこの病気にかかる確率が2倍になるというのがこれまでの常識でした。

実際、首や肩の筋肉が発達している男性は、首を横からレントゲンで撮ってみると、七つある頚椎の五番か六番までしか肩に隠れて見えない人が多いのに対し、女性では頚椎はもちろん、胸椎の二番、三番まで見える人が多いのです。

首、肩の筋肉の発達は、男女差が著しいため、発達の悪い筋肉で同じ重さの頭を支えていると、トラブルが起きやすい——ところが、第1章でも触れましたが、若い世代に限ってはまったく状況が変わってきています。

昔のように外で遊ぶ男の子が減り、最近では顕著な男女差がなくなっています。それどころか、若い世代では、**女性より男性のほうが首や肩の筋肉が弱いという逆転現象が起きているのです**。東京脳神経センターに蓄積されたデータが雄弁に物語っています。

もちろん、「血の道」などホルモンが原因の症状も存在しますが、現在はそれよりも、首が原因となっているケースのほうが多いのです。

さて、女性の患者さんの首を診ていると、長くて細い首、いわゆる「キリン首」と言われる首の持ち主が非常に多いことに気づきます。

まるでファッションモデルのような細くて長い首は、たしかにスマートで見た目はいいかもしれません。しかし、その代償に、不定愁訴の温床にもなりうるのです。

昔の日本人は、短くて太い首、いわゆる「猪首《いくび》」の人が多かったようです。見た目はともかくとして、猪首のほうが頭部をしっかりと支えることができ、重心も安定するため、首の健康のためには良いのです。

また、高い身長の女性が首こり病になりやすい傾向があります。おそらく、背の高いことを気にするあまり、首をすくめたり、猫背になったりと、姿勢の悪さが原因と考えられます。

それこそファッションモデルのように身長が高いことをセールスポイントにできるといいのですが、一般的にはなんとなく居心地の悪さを感じてしまうのかもしれません。

でも、これからの世の中は、背の高い人も、背の低い人も、あるいはどのような見た目の人でも、それを個性として認め合えるようでなくてはいけません。背の高い女性も、背中を丸めることなく、堂々と背筋を伸ばして歩いてほしいと思います。

姿勢ということでは、「なで肩」「猫背」の人は首こり病になりやすいので、注意が必要です。首の筋力が弱く頭が支えられないと、頭が少し前に出て、うつむき加減になります。すると、それにつれて背骨も丸くなり、猫背になります。どんどん美しい姿勢が損なわれていってしまうのです。

芸能人やマスコミ関係者にも多い首こり病

芸能人、アナウンサー、コメンテーターなど、テレビに顔を出している人は、この病気になりやすい傾向があります。私の病院にも、有名な芸能人の方が多数、来院されています。

芸能人の方は、極度の緊張感の元、また多くの人の目にさらされている中で、姿勢を崩すことができません。それでこの病気になりやすいのだと考えられます。

いつでもカメラの前で筋道を立ててわかりやすくお話しされている、あるタレントの方もそうでした。ハキハキと受け答えをするその姿を見ている限り、いつもからだのコンディションは最高のように見えるのですが、実際はそうではなかったのです。

カメラの前で常にマイクを握っていたせいもあり、まずは自覚症状としてひどい肩こりに悩まされました。

それでも、だましだまし仕事をしていたようですが、気づいた時には、首こり病の特徴である心身の異常があちらこちらに出てしまったのです。

本当は仕事をセーブしていただきたかったのですが、あの世界は一度ポジションを奪われてしまうと、戻れなくなってしまうこともある厳しいところ。なかなか休むということが難しいそうです。治療をしている期間中も、テレビにはいつものように仕事をこなされている様子が映っていました。結果、治療の甲斐あって、見事に完治されました。その後もお話しする機会があるのですが、「快調ですよ！」と、テレビと同じ笑顔を見せてくれるとホッとします。

しかしながら、芸能人の方たちは、病気の症状を抑えながらテレビに出演しているわけで、大変な緊張を強いられていることでしょう。カメラが回っていない時など、ちょっとした合間に体勢を崩し、首を緩めてほしいと思います。

芸能人でなくとも、この病気の患者さんの多くは、外見からは病気だと判別がつかないことが多いのです。人前や職場、家族の前などでは、頑張って明るくふるまい、無理を重ねて真面目に仕事をし、人に心配をかけないために通院していることを家族にさえ隠している人もいます。

そしてひとりになった時、ぐったりとして悶々と悩むのです。

「ストレートネック」にならないように！

健康な人の頚椎は、緩やかに前へ凸のカーブを描いています。しかしそのカーブが消失し、まっすぐになってしまった頚椎を**「ストレートネック」**といいます。

ひどい人になると、後ろへ逆カーブしてしまう人もいます。この本を読まれている方の中にも、ドクターにそう診断された人もいるかもしれませんね。

人の頭は、このカーブがある種のクッションとなって支えられています。しかしカーブがないと、頭部の重量や衝撃などが、直接、首の筋肉へと伝わります。その結果、首に大きな負担をかけることになり、慢性的な首こり、ひいては頚性神経筋症候群の引き金となりうるのです。ストレートネックは、レントゲンですぐに判別がつきます。気になる方は、一度検査してみるのもよいでしょう。

しかし、だからといって、前屈位などで矯正するやり方は、私はあまりお勧めしません。強い圧力を加えることによって、首の筋肉を痛める原因となるからです。**まずはじっくりと、首のこりを除去することから始めるべきです**。また、このあとで紹介する体操も継続して行えば症状の改善に役立ちますので、参考にしてください。

ところで、東京脳神経センターに来院する患者さんの中には、整形外科でさじを投げられたという方が非常に多くいます。多くは「ストレートネックなので、これ以上は不定愁訴を治せない」と言われたというのです。しかし、私が首の筋肉に治療を施したところ、ほとんどの患者さんは症状がきれいに取れ、ストレートネックが完治した人も多くいました。その経験から、整形外科のドクターにもストレートネックの治療法を知ってもらう必要があると感じ、整形外科専門の医学誌に典型的な症例報告を投稿しました。しかし、「専門のカベ」があるためか、掲載されなかったのは本当に残念でした。

さて、今でこそすっかりポピュラーになったこの「ストレートネック」。正式な医学用語ではありませんが、知らない人がいないくらい有名な言葉ではないでしょうか。実は、この症状へのネーミングは、私の研究者人生と深いかかわり合いがあるのです。

今をさかのぼること四五年前、私が「むちうち症」の患者さんを数多く診ていた時のことでした。**首の筋肉に異常が起き、筋肉としての働きが悪くなって伸びなくなったり、あるいは硬くなったりすることで、頚椎のカーブが消失することに気づきました。**

それまでは、頚椎のカーブ消失の説明として、遺伝によるものとか、生まれつきなどと説明するドクターが一般的でしたが、そのほとんどの原因が、生活習慣や衝撃を受けるなど、後天的なものにあるということを発見したのでした。

この発見は日本中へ広まり、「ストレートネック症候群」としてすっかり定着したのでした。

脳神経やむちうち症の研究をしていた頃の実績については、第4章でもいくつか紹介したいと思います。

頭を強く打ったら首も要注意

あなたは次のようなことに、心当たりはないでしょうか？

「乳幼児期に、親に誤って落とされた」

「自転車で転倒したことがある」

「背が高く、天井などに頭をよくぶつける」

「浴室で滑ってしまい、頭を打ったことがある」

「（ジャングルジムや鉄棒など）公園や校庭の遊具から転落したことがある」

思い起こせば「そういえばそんなことがあった」というくらいの話でも構いませんので、ちょっと思い出してみてください。

頭部が衝撃を受ける時、それを支える首も同じように衝撃を受けています。怖いことに、その時はすぐに痛みが引いたとしても、時間が経ってから、首の筋肉に異常が生じ、やがてからだ全体へと影響が出てくる場合があります。

何年か経って、忘れた頃に頭痛やめまいなど、問診票に列挙したような不定愁訴の症状が出てくることも稀ではありません。忘れた頃に血圧不安定になり、脳内出血で命を落とすということもあり得るのですが、もしそのようなことがあっても、別の病気として処理されてしまうのです。ですから、首が受けた衝撃によってどれだけの被害が出ているかが問題です。

今も昔も、頭を打って病院へ行っても、頭部の診察だけしかしていません。医師が首の重要性を認識していないので、頭部に問題がなければ、「異常なし」として、そのまま帰されてしまうのです。

そうではなく、頭部に外傷を負った患者さんを診療する時、**医師は頭だけではなく、首が受けた衝撃についても細心の注意を払う必要があります**。

もし、首を診ないようなドクターに当たってしまったら、「どうして首を診ないのか？」と抗議をしてください。頭を打ったら、必ず首も診るべきなのです。

私は頭部外傷を診る脳神経外科医が、首の筋肉の診断法を知らないという実情に危機感を覚え、脳神経外科学会の会長にも相談しました。そして、特別シンポジウムで会員に首の筋肉の診断法を教えるなど、啓蒙活動に努めています。

また、ラグビーや格闘技など、頭と頭がぶつかり合うような激しいスポーツをしている人、あるいは過去にしていた人も、用心が必要です。実際、私の病院にはラグビー選手が多く来院しています。

首の筋肉が発達しているので、一見この病気とは縁がなさそうですが、強い衝撃はいくら鍛えた首でも損傷させることがあります。最悪の場合、「急性脳腫脹《しゅちょう》」と言って、脳が急速に腫れたりむくんだりする症状を引き起こし、死に至ることさえあるのです。急性脳腫脹は未だに医学上の謎ですが、首の外傷が原因と言われ、治療法はありません。

「揺さぶられっ子症候群（シェイクンベイビーシンドローム）」という言葉をご存じでしょうか？ 赤ちゃんは、首の筋肉が未発達で、言うところの「首が据わっていない」状態です。そんな赤ちゃんをあやそうとして、「高い高い」をしたり、あるいは、ひどく揺さぶるなどすると、脳内出血、あるいは眼底出血などを引き起こすというものです。最悪、脳に障害が残り、精神遅滞や視力障害、場合によっては死に至るケースもあります。こうした行為は、現在では虐待として認識される場合もあります。

これは生後六ヶ月未満の赤ちゃんに限った話ですが、これほどまでに人間の首はかくも弱いものなのだと考えてください。首は人間にとって最大の急所です。アントニオ猪木というプロレスラーは、「延髄斬り」という首を狙った蹴りを必殺技にしていましたが、あながち荒唐無稽ではないのです。

実は首が受ける衝撃については、まだまだわかっていないことがたくさんあります。例えば、自動車の事故で首を痛めてしまうケースです。同じように後ろから追突されても、まったく気づかない状況で追突された場合と、直前にバックミラーで接近してくる自動車を視認した場合とでは、後遺症の重さが違います。防御姿勢を取るかどうかで大きな差が出てきます。

首こり病にならないための習慣

首のこりを防ぐには、その原因を知っておかなければいけません。主な五つの原因を、ここでいったんまとめておきましょう。

●姿勢――同じ姿勢を長く続けないこと
●冷え――首を冷やさないこと
●緊張――緊張状態を長く続けないこと
●疲労――疲労をためないこと
●外傷――頭や首への外傷を避けること

「冷え」も病気を悪化させる大きな原因のひとつです。勘違いをしている人がとても多いのですが、首がこっている時、痛い時などに、冷湿布やアイシングなどで冷やすことは逆効果です。まったくその反対で、**基本的に首は温めなければいけません**。片頭痛を除いて、肩こりや、頚性頭痛（緊張型頭痛）の場合も同じです。ただし、事故で外傷を負った直後の場合だけは冷やすことが有効な場合があります。

簡単に温めるには、蒸しタオルがいいでしょう。蒸しタオルは、タオルを水で濡らし、軽く絞ったものをラップで包み、それを電子レンジで一～二分ほど加熱すれば、簡単に出来上がります。これを布にくるんで首に当ててください。その際ヤケドには十分に注意してください。

最近では市販の温湿布にもいいものがあります。手間がいりませんので、活用するといいでしょう。

何より、**普段から首を冷やさないように心がけることが大切です。**寒い季節は首の露出は避け、タートルネックセーターやマフラーを着用するなど、首を温めるようにしてください。夏場でも冷房が効き過ぎている場所では、首に巻くネクタイやスカーフなどをいつも用意しておき、首の冷えを防ぐ工夫を忘れないようにしましょう。

半身浴より全身浴を心がける

首を温めるには、お風呂も効果的です。最近ではシャワーだけで済ませてしまう人も多いようですが、四〇度前後の湯船にきちんとつかることで、首をしっかりと温めることができます。

美容と痩身のためには、半身浴がいいと言われているようですが、首こり病の治療と予防の観点からすると、あまりおすすめできません。**半身浴は首を冷やしてしまう恐れがあるからです**。美容の前にまずは健康のはずですよね。首までしっかりと湯船につかる全身浴で、首こり病を防ぎましょう。

日本は世界的にも温泉資源に恵まれた国です。時には温泉でリフレッシュするのも心身の健康のためには最高です。

全身を伸ばすことができますし、特に露天風呂は外気を十分に吸えるので、肺に酸素がたっぷりと送られます。長時間入浴できるのも利点です。

泉質は、ラジウムを豊富に含んだアルカリ性炭酸泉がよいでしょう。からだを芯から温めてくれる働きがあります。

余談ですが、私は「日本三美人の湯」のひとつである和歌山県の龍神温泉が好きで、よく通っています。ここの湯につかると、たまった首の疲れが吹き飛んでいくようです。

自宅で温泉と似た気分を味わうために、入浴剤を用いてリフレッシュするのもよいでしょう。今では、体調別、症状別に入浴剤なども販売されているので、それを利用するのもおすすめです。

要は、面倒くさがらずに、お風呂に入ることをもっと楽しんでほしいのです。

ただし、ひとつ注意があります。長髪の方はお風呂から上がったら、すぐに髪を乾かしてください。**髪の毛を濡らしたままでいると、首の後ろ、いわゆる後部頸筋を冷やしてしまう恐れがあるからです**。

その昔、源氏物語の時代は、女性は非常に長い髪だったので、洗髪は一日がかりで行われていたと言われています。川の水を使い、ふたりがかりで行われたとか。吸湿性の良いタオルなどなく、もちろんドライヤーもなく、乾かす手立ては天候だけが頼りだったと、今に伝わる物語などに描かれています。ひょっとしたら、古《いにしえ》の女性には首こり病に悩む人が多かったかもしれません。

筋肉を緩める「松井式ネック・リラクゼーション」

「首を休める」というのは、「首の筋肉を緩める」ことと同義です。パソコン作業などをしている私たちの首は、常に緊張・収縮しています。それを一五分に一度、三〇秒ほど、緩めるのです。それは病気から身を守ることにつながります。

私は、最も効果的な緩め方として、**「松井式ネック・リラクゼーション」**というものを考案しました。さっそくご紹介しますので、ぜひ実践してみてください。

まず、リラクゼーションを行う前に、背もたれのあるイスに座ってください。イスの背もたれは、あまり高くないほうがやりやすいでしょう。また、イスに座る際は、しっかりと、深く腰かけるようにしてください。

時間があまりない時は、

①イスにもたれながら、首の後ろ、後頭部の境目の位置に手を添えて両手を組む

②頭を後ろに倒し、手で頭の重さを支えながら、三〇秒間、静止する

最低これだけで、首の筋肉はある程度、回復します。

もう少し時間があれば、

③ゆっくり手を添えたまま頭を前に倒し、限界のところでふたたび、頭を後方にゆっくり倒し、②〜③を繰り返す

さらに時間に余裕があれば、

④①の位置から右後方へ倒し、三〇秒間静止したあと、①の位置へ戻る
⑤次は逆に、左後方へ倒し、三〇秒間静止したあと、①の位置へ戻る
⑥両手を首から離して、頭をゆっくり右に倒し、肩の上で三〇秒静止。この時、右手を添えてもよい
⑦次は逆に、頭をゆっくり左に倒し、肩の上で三〇秒静止。左手を添えてもよい
⑧後頭部で両手を組んで、右耳を右の鎖骨にできるだけ近づける。この時、顔は左のほうへ向き、あごがやや上がる。この位置で三〇秒静止して、再び①の位置に戻る
⑨次は逆に、左耳を左の鎖骨にできるだけ近づける。この時、顔は右のほうへ向き、あごがやや上がる。この位置で三〇秒静止して、再び①の位置に戻る

最後に、

⑩ゆっくりと一回ずつ、右回りと左回りに回す

この時、注意することが三点ほどあります。

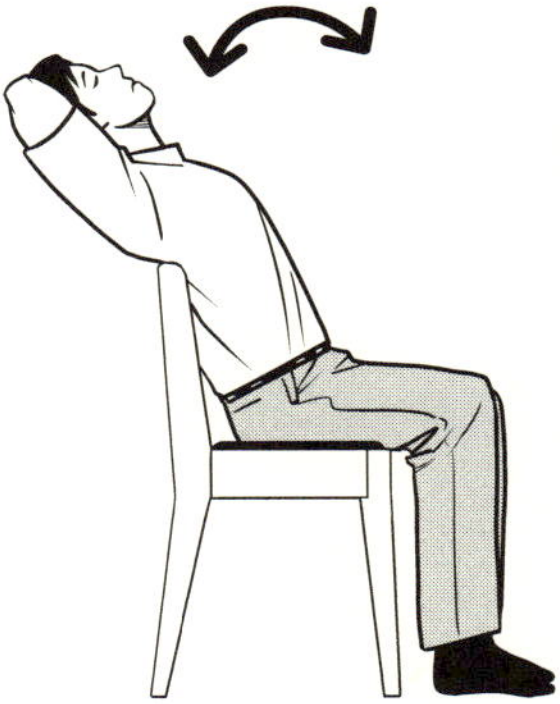

②〜③

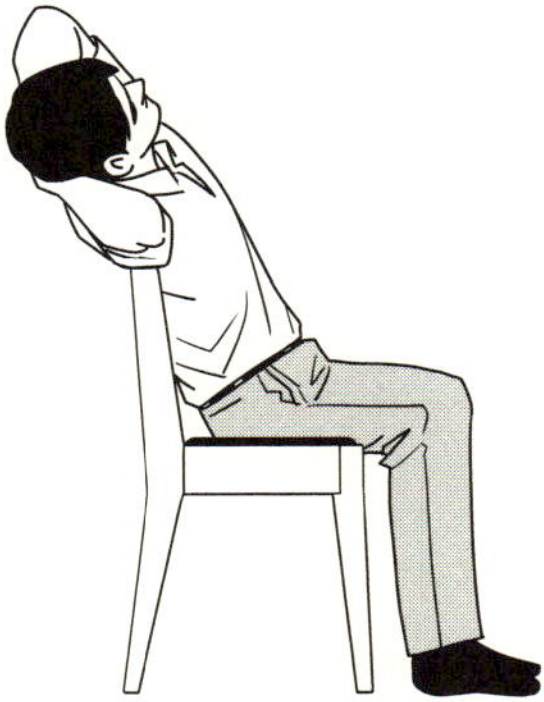

④〜⑤

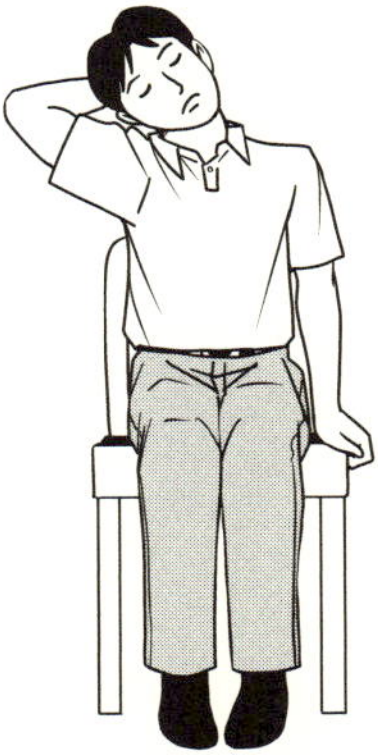

⑥〜⑦

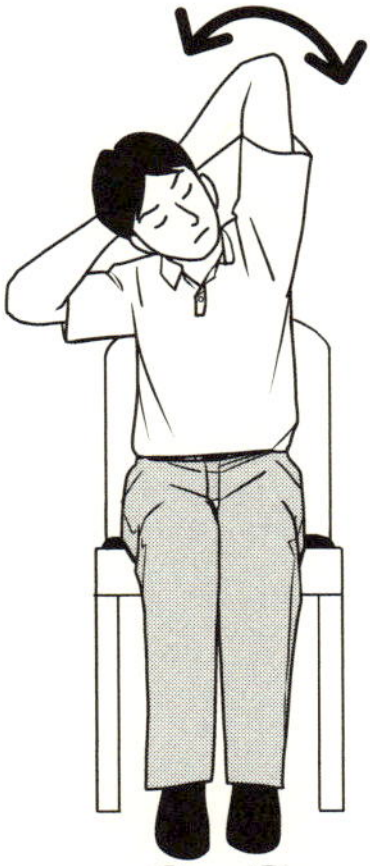

⑥〜⑦

〈松井式ネック・リラクゼーション〉

ひとつは、なるべく時間をかけてゆっくりと行うこと。あまり素早くこの動作を行うと、逆に筋肉を痛めることになりかねません。「ちょっとゆっくりすぎるかな？」というくらいでちょうどよいのです。

二点目は、からだの力を抜くことです。首や肩をガチガチに緊張させながら行っても、決して効果は上がりません。軽く目を閉じ、全身の力を抜いて、リラックスした気持ちで行ってください。

そして「ああ、今、首の筋肉が緩んでいるなあ」と、意識しながら行うことがとても大事です。

そして三点目は、呼吸に注意を払うことです。ゆっくりと、深く吸ったり吐いたりすることで、リラクゼーションを効果的に行うことができます。浅い呼吸ですと、どうしても動きが速くなってしまいますし、筋肉の緊張が解けません。

筋肉は「半永久器官」です。休み休み使えば、半永久的に使用することができる、優秀な器官なのです。ところが、働きっぱなしにしておくと、すぐ使い物にならなくなってしまいます。つまり、日ごろのケアがとても大切なのです。

けん引とカラーは百害あって一利なし

私はこれまで、むちうち症の患者さんも多く見てきましたが、今も昔も変わらず、「けん引」を行っている病院が多いことに驚かされます。これしか治療法がないと考えられているほど、よく行われているようですね。

しかし、これは違います。**少なくとも首こり病の患者さんには、けん引は効果がないどころか、逆に病状を悪化させるケースがあります。**

私は今まで、首のけん引治療で症状がどんどん悪化してしまった患者さんを、たくさん治してきましたが、けん引は、異常を起こした筋肉に、さらに外傷を加える可能性があるのです。腰と違って、首のけん引は、よほど適応を正しく行わないと、やるべきではありません。いや、**むしろ「首のけん引はあり得ない」というのが原則です。**

追突事故で、事故自体はごく軽微であるにもかかわらず、その後に重症になってしまっている例もあります。これには、けん引治療に問題があったと考えざるを得ないようなケースも少なからずあるのです。

また、頸椎の固定、カラーも禁物です。

私は一九八〇年から、**「むちうち症は首の固定をしないほうが治りがよい」**と提唱してきました。

一九九五年、むちうち症に関して世界で最も大がかりなレポートが出ました。これは「ケベック・レポート」として、その後の世界のスタンダードになったことで知られているものです。

そこには、私が提唱してきたとおりのことが記載されていて、ようやく基準が変わってくれると安堵したのを今でも覚えています。

しかし、あろうことか日本では、それから二〇年以上経った現在でも、むちうち症にはカラーを推奨しているドクターがいるのです。それも、ひとりふたりではなく、信じられないほどたくさんいます。**万が一、カラーを使用しようとするドクターに出会った時は、セカンドオピニオンを求めることをおすすめします。**

また、マッサージやカイロプラクティックにも注意したほうがいいでしょう。今や巷《ちまた》にはマッサージ店が溢れ、気軽に施術を受けることができるようになりましたが、中には首を強く揉んだり叩いたりして、首の筋肉、特に上半分に強い力を加えるところも少なくありません。

くわしくは後述しますが、首の上半分はほとんど「脳」といってもいいほど、慎重に扱わなければいけない場所です。細いけれども大事な神経を、痛める原因にもなりかねません。少なくとも、首こり病の疑いがある人は、控えたほうがよいでしょう。

首こり病でペインクリニックは「やってはいけない」

痛みというものは、「からだからの注意信号」であり、「これ以上無理をしてはいけないよ」と、私たちに教えてくれているわけです。どこか痛いところがあったら、むしろ「教えてくれてありがとう」と感謝するべきなのです。

それは、火事と火災報知器の関係に似ています。例えば、あなたの家で火災が発生し、火災報知器が鳴っているとします。もしこの時、あなたが「うるさいなあ」と言いながら、火災報知器を止めてしまったらどうなるでしょう。

うるさかった火災報知器が鳴り止んでも、火事の炎が消えたわけではありません。気づいた時には、炎に取り囲まれ、最悪の場合、あなたのからだに炎が燃え移ってしまうのです。

あなたがやるべきことは、火災報知器を止めることではなく、火を消すことだったのです。もし、自分ひとりで消すことができなければ、一一九番に通報し、消防車を呼べばよかったのです。

痛みは、火災報知器です。そこですべきことは、痛みの原因を探して取り除くこと。わずらわしいからといって、鎮痛剤に頼るのは、炎を無視して火災報知器を止めるのと同じ行為です。痛みの原因はそこにあるまま、いや、もっとひどくなっている可能性があるのに、無視しているのと同じなのです。ここは、消防車、すなわち私たちの治療を頼ってください。

さて、近年、ペインクリニックというものが注目を集めています。神経ブロック注射などを用い、痛みを遮断することを専門にしたクリニックです。実際に、治療を受けた方もいるかもしれません。しかし、**少なくとも首こり病の患者さんは、ペインクリニッ**

クを受けてはいけません。

鎮痛剤に頼ることも同じことが言えますが、痛みだけを取ると、危険領域を超えてしまっても、さらに筋肉に無理をかけることになり、筋肉をさらに痛めてしまうことになりかねません。「痛みがなくなった」と、首こりの原因となったことを続けてしまいます。それが仕事なのか、パソコンのやりすぎなのか、ゲームなのか、それは人それぞれでしょう。でも、そこに気づかずに、痛みだけを取っても、結果的に重症化してしまう恐れがあるのです。

また、一時的に痛みが取れたとしても、その効果は決して長続きするものではありません。神経ブロック注射は、薬が効いている間だけです。それを一生、繰り返すのでしょうか？

痛みを止めるだけで、原因を元から絶とうとか、あるいはその原因を探ろうといった姿勢が、今の医療には決定的に欠けています。たしかに私も、痛みがあまりにひどくて耐えられないという患者さんには、一時的に痛み止めを使うことはあります。しかし、私の治療は、繰り返し述べているように対症療法ではありません。**原因である首の筋肉**

の異常を元から断つことで、結果的に痛みもなくなるのです。完治すれば、痛み止めは永久に必要なくなります。

痛みというものは、とてもつらいものです。私は現場で毎日、そうした患者さんの訴えを聞いていますから、それはよくわかるのです。しかし、痛みをごまかしても、なんの解決にもならないということは覚えておいてください。少々時間がかかろうとも、根本からの治療が王道なのです。

第3章　「医学の常識」を疑え！

線維筋痛症《せんいきんつうしょう》と診断されていた病気が治った

二五年ほど前から「線維筋痛症」という病気がクローズアップされています。世界的な人気歌手レディー・ガガさんも闘病のために活動を休止したことが話題になりました。

線維筋痛症の患者さんは、日本だけでも推定二〇〇万人いるとされ、女性に多いのが特徴です。全身に耐えがたい痛みが走るつらい病気で、その痛みは、肩、腰、首などにとどまらず、スマートフォンを持つ手におよび、軽く触れられただけでも痛むといいます。

また痛みだけでなく、倦怠《けんたい》感、疲労感、睡眠障害、うつ、頭痛、過敏性腸症候群、微熱、集中力欠如、自律神経失調症、ドライアイなどの関連症状があらわれます。病状が進行すると、自力での生活が困難になり、痛くて動くことすらできなくなることもあります。原因は今のところ不明で、確たる治療法も見つかっていません。

実は私の病院には、「線維筋痛症」とほかの病院で診断された患者さんが、数多く来院しています。その患者さんたちは皆、ほかの病院で治療を受けてもまったく良くならず、駆け込み寺のごとく、私の元を訪れています。

私がその患者さんたちを触診してみると、**どの方にも首に深いこりがみられました。**頚性神経筋症候群《けいせいしんけいきんしょうこうぐん》（首こり病）に見られる典型的な異常です。

治療に入ると、完治期間こそ人によって異なりますが、みるみるうちに症状が消えていきます。線維筋痛症という病気は、原因不明で、治療法もない病気のはずなのに、私の治療法では治癒をしているのです。

つまり、私が言いたいのは、線維筋痛症と診断された患者さんのうち、正確な数は知る由もありませんが、少なくない割合で間違った診断を下されているということです。

これは、決して「私の治療法ならば、線維筋痛症も治る！」と言っているわけではありません。線維筋痛症と首こり病は、まったく別の病気なのですから。

もちろん、本当の線維筋痛症で苦しんでいる患者さんもいます。それを治すことは、私にはできません。しかし、**本当に線維筋痛症なのか、それとも首こり病なのに間違えられているのかという疑問があるのです。**ひとつの選択肢として私たちの診察を受けてみることは、無駄ではないと思います。

では、いったいどうしてこのような誤った診断が下されてしまうのでしょうか。その答えとして次の理由が考えられます。

検査をしても異常がないのに、痛みを訴えてくる患者さんに対した時、多くの医師は一種のパニックに陥ります。治療法がわからない、しかも原因すらわからない……そんな時に医師は、これは原因不明で、かつ治療法のない「難病」であるというレッテルを貼ってしまいます。それは、病名を付ければ安心してこう言えるからです。

「残念ながら、これは難病ですから、今の医学ではどうすることもできません」

実際、私の病院に来た患者さんは、そんなことを言われたそうです。

重ねて言いますが、本当は線維筋痛症ではないのに、線維筋痛症と診断されている人は、経験から非常に多いと言えます。

原因もわからない、治療法もない症状や病名を付け、それを宣告する必要があるのでしょうか？　「今の医学ではどうすることもできない」、そんなことを医師から言われれば、病気が治らないばかりか、生きる希望さえ失いかねません。「死ぬまでこの病気を背負っていくのか」と絶望する人もいると思います。事実、闘病中に自殺する人が絶えないのがこの病気なのです。

患者さんの気持ちも考えずに、このような「断言」をすることにどんな意味があるというのでしょう。医師はもっと深く考えなければいけません。

慢性疲労症候群も大部分が治る

「病名」に振り回されて的確な医療が行われていない――そんな例はほかにもたくさんあります。

現代病の代表と言われる**「慢性疲労症候群」**もそのひとつです。

慢性疲労症候群は、六ヶ月以上にわたって、全身におよぶ強い疲労感や倦怠感に悩まされ、うつ、記憶力の低下、微熱、睡眠障害などの不定愁訴を起こす病気です。疲労と言っても、健康な人が普段感じているような疲れではなく、「まるでからだに鉛を巻いたような」などと表現されます。ベッドから起き上がれなくなり、仕事や学業はおろか、買い物などの日常生活を送ることさえ、困難になると言います。

研究は、一九八五年から行われているのですが、原因はウイルス、ストレス、うつ病の変性など諸説入り乱れ、今もって特定されていません。

治療法も見つからず、日本の病院では、ビタミンB12やビタミンC、それに漢方薬と抗うつ剤などを組み合わせた薬剤の処方で、しのいでいるといったところが現状です。

しかし私は、今の慢性疲労症候群の研究方向は間違っていると考えています。先ほどの線維筋痛症のパターンと似ていますが、こちらはもっと誤った診断と治療がなされているケースを多く見るのです。

その諸症状からみて、慢性疲労症候群と診断されている患者さんの大部分が、**首の筋肉の異常に原因がある首こり病だと私は考えています。**

ひょっとしたら、読者の皆さんは、私のことを「なんでも自説にこじつけるご都合主義」と思われるかもしれません。自分でも、そう思われても仕方ないと感じているほどです。でも、私は憶測でものを言っているわけではありません。そうではなく、実際にほかの病院で特定の「原因不明で治療法がない」と診断された患者さんを、山ほど診て、治してきた経験を元に語っていることを知っていただきたいだけなのです。

「慢性疲労症候群」と診断されていた患者さんについて言えば、およそ九五％は私たちの治療で疲労が取れ、朝、元気に目覚めて会社や学校に行けるようになりました。この紛れもない事実が、すべてを証明しています。

首の治療をしたことで、慢性疲労症候群と言われる病気が治った――この事実は、少なくとも「ウイルス説」を否定します。もし本当に「ウイルス」が原因なのであれば、首の異常を除去したところで、病気が治るはずなどないからです。

もちろん「症候群」ですから、原因がひとつとは限りません。しかし、私の病院に来た「慢性疲労症候群」の患者さんのほとんどは完治しているのです。慢性疲労症候群は、今まさに考え直すべき時期に来ているように思います。

また、**「自律神経失調症」**もおかしな病気です。からだに原因不明のさまざまな症状が出た場合、とりあえず、自律神経失調症として片づけられてしまうケースをよく耳にします。病気を治せない医師にとっては、非常に便利な病名なのでしょう。

実際、病名が付けば、とりあえず患者さんは納得しますし、また医師としては、それ以上深入りをして、原因究明をする必要はなくなります。

自律神経が崩れる原因として、過度のストレスや生活リズムの乱れがよく挙げられていますが、**首の異常に起因する自律神経失調は、大部分の人が知りません。**もちろん多くのドクターも知りません。

自律神経失調症という病気は、「なぜ自律神経が失調したのか？」という、その原因をもっと見極めない限り、医学的に見て、とても不完全であいまいな病名と言えます。自律神経と首の筋肉が「表裏一体の関係」であることにしっかりと目を向け、その治療法があるという事実に注目すべきなのです。

頭痛の七〇％は首が原因

日本の頭痛人口は、一説によると、およそ三千万人と言われています。日本人の三～四人にひとりは、頭痛もちという計算になるほど、ありふれた疾患というわけです。きっと、この本の読者にも、頭痛に悩まされている方は多いことでしょう。慢性頭痛は私たちにとって、文字どおり〝頭の痛い〟病気なのです。

ひと口に頭痛と言っても、大きくわけてふたつのタイプにわかれます。ひとつは緊張型頭痛、もうひとつは片頭痛です。

後者は頭痛人口の三〇％近くを占め、「血管性頭痛」とも呼ばれるものです。頭の血管が拡張し、痛みを感じる神経の末端を引っ張ることによって起こると考えられています。心臓の拍動に合わせてズキズキと痛み、吐き気を催すことがあるのが特徴で、通常、血管は左右一対ですので、左右どちらかに頭痛が起きます。症状が出るのは月に一～二回くらい、数時間程度、発作的に起こるのが普通です。

ここで問題にしたいのは、前者の緊張型頭痛です。頭痛人口のおよそ七〇％を占め、緊張型頭痛と呼ばれている**「頚性《けいせい》頭痛」**（「頚性頭痛」について後述します）の症状は次のとおりです。あなたはいくつ当てはまりますか？

●後頭部から首筋にかけて、突っ張ったような痛みがある
●頭をギューッとしめつけられるような圧迫感や頭重感、痛みがある
●毎日のように、ダラダラと長時間にわたって続く

●肩のこりがある
●夕方になると、症状が悪化する
●パソコン作業など、一定の姿勢を続けることが多い

このタイプの頭痛は、首の筋肉が緊張・収縮し、こり固まることが原因で、たくさんある首の筋肉の中でも、「頭半棘筋《とうはんきょくきん》」が硬くなることで起こります。「大後頭《だいこうとう》神経」という頭痛の神経があるのですが、それが頭半棘筋を貫くところで圧迫されることで頭痛を招くのです。

これらの仕組みは私のこれまでの研究結果から得られたものです。その原因をより強調するために、**私は「頚性頭痛」という呼び方を提唱しています**。あくまでも筋肉の異常、器質的異常による病気であると考えているからです。なお、この研究結果は二〇一〇年の第三八回日本頭痛学会で発表しています。

首こり病とはとても密接な関係があり、長時間、一定の姿勢で首に負担をかけている人に多くみられるタイプの頭痛です。首こり病の患者さんの典型的な症状と言えるでし

ょう。

対処法としては、温めることがいちばんです。第2章でもお話ししましたが、間違ってもアイシングや冷湿布などをしないでください。症状が悪化します。

しかし逆に、片頭痛の場合は冷やすことが効果的です。片頭痛は血管の拡張が原因ですから、冷やすことで血管は収縮し、症状をやわらげることができるのです。

同じ「頭痛」でも、対処法はまったく逆であるということを覚えておいてください。

このように、二二〇〇万人もの人たちが悩まされている頚性頭痛。しかし、根本的な治療はどこもお手上げ状態です。

近年、「頭痛外来」という専門科が注目を集めています。東京にもたくさんできて、「行列のできる頭痛外来」などと評判を呼んでいるクリニックもあるそうです。しかし、患者さんの話を聞いていると、どうもお粗末なものだということがわかってきました。

初診の場合は、まず、CTなどで脳の重大な病気がないかをチェックします。ここまでは問題ないのですが（それさえやらない病院は論外です）、あとは問診をして頭痛の種類を判断し、それに合った鎮痛剤や、「デパス」などの軽い安定剤を処方するだけなのです。

頭痛専門外来を謳っていながら、私が最も問題視している、「一時しのぎ治療」に過ぎないのです。

「上手く付き合っていくしかないですねえ」

ある頭痛外来を受診した患者さんは、「いつになったらきちんと治るんですか?」と医師に尋ねたところ、こんな答えが返ってきたそうです。その時はさすがに失望し、もう二度と行くのをやめたと言っていました。

結局、いつまで経っても根治せず、めぐりめぐって（運が良ければ）私たちの病院にたどりつくのです。

私の治療法は、多少の時間はかかりますが、完全に病気の元を治して、頭痛がまったく起きないようにします。いったん完治すれば、鎮痛剤とは縁のない人生を歩むことができます。

ただ、ひとつ注意していただきたいことがあります。非常に稀ではありますが、頭痛には怖い病気が隠されていることがあるのです。今まで経験したことのないような激しい痛み、言葉が上手くしゃべれない、嘔吐――こんな症状が起きた時は、やがておさまったとしても、くも膜下出血、脳腫瘍などの別の病気が隠れている可能性があります。一刻も早く専門医の診断を仰ぎましょう。命にかかわる危険があります。

血圧の不安定は命にかかわる

「命にかかわる」と言えば、実は首こり病にも（自殺以外で）命にかかわる怖い症状があります。それは**血圧不安定**です。

首こり病は、血圧の不安定を招くことがあります。第2章で説明したように、首の筋肉に異常が起こると、アクセル役の交感神経と、ブレーキ役の副交感神経のバランスが崩れるので、ある時は血圧が上昇し、またある時は低下し、一定に保つことができなくなるのです。私の患者さんの中には、ひどい人で、上の血圧が二〇〇から一〇〇まで、一日のうちに一〇〇も変動する人もいます。

この血圧不安定は、世界中、どこの病院へ行っても、打つ手がありません。今の医学では、まったくお手上げの病気で、困り果てた患者さんが、東京脳神経センターにはよく来られます。当センターに来るまで治療を担当していたドクターが、「怖くて降圧剤を使えない」とさじを投げてしまったという例もたくさん聞いています。

一定の高血圧であれば、降圧剤を使うことはできるのです。しかし、血圧変動が激しい場合、血圧が二〇〇もあれば脳出血の恐れがあるので血圧を下げたいのですが、血圧が低くなった時はさらに下がり過ぎる危険性があるため、降圧剤が使えないと判断したわけです。

しかし、こうした判断ができるドクターは、ある意味では大変良心的であると言えます。**わけもわからず降圧剤を使うドクターが、たくさんいるからです。**

こういう患者さんに首こり病の治療を行うと、血圧は一定になります。その上で一定して血圧が高ければ、降圧剤を使います。

私が診察してフォローしている患者さんのほとんどは、上の血圧が一三〇、下が七〇といった理想的状態に落ち着いていきました。当初の状態を考えれば、担当医である私ですら信じられないほど、正確にコントロールされるようになっていきます。

首こり病そのものは、直接的には命にかかわる重篤な病気ではありません。しかし、降圧剤を使えない血圧不安定は、脳梗塞や脳内出血、心筋梗塞といった病気を招くおそれがあります。恐ろしい病気のトリガー、引き金になる恐れがあるのです。決して甘く見てはいけません。

内耳性《ないじせい》めまいと頚性《けいせい》めまいの区別が必要

めまいも首こり病の主訴《しゅそ》です。天井がぐるぐる回る、からだがふらつく、フワーっと気が遠くなるなど、ひと口にめまいと言っても症状は人によってさまざまです。

めまいには、ふたつの種類があります。ひとつは、耳の最も奥にある内耳という器官の異常で起こるめまい。これは「内耳性めまい」、あるいは「メニエール病」などと呼ばれます。もうひとつが、首の筋肉の異常で起こるめまいです。これは**「頚性めまい」**と呼ばれています。

めまいがあった時、皆さんはまず耳鼻科に行くと思います。しかし、**残念ながら頚性**

めまいは耳鼻科では治りません。首こり病は新しい病気であるため、耳鼻科のドクターは首の筋肉の異常から起こるめまい――「頚性めまい」がいかに多いかを知らないのです。教科書の類にもほとんど記述がありませんし、耳鼻科専門ひと筋で生きてきたようなドクターでしたら、頭ごなしに否定することでしょう。

「頚性めまいなんて見たことがない！」

実際に、こう放言した耳鼻科のドクターもいたそうです。

今から三五年ほど前は、めまいで耳鼻科を受診すると、メニエール病以外のめまいに対して、メニエール病に似ているということで「メニエール症候群」という病名を付けていました。私は「そういう病気は存在しない」と言い続けていましたが、最近ではようやく「メニエール症候群」という病名を付ける耳鼻科医はいなくなりました。

また、現在行われている「めまい」の治療も、「一時しのぎ治療」です。一時的にめまいを抑える薬剤、あるいは静脈注射や点滴による治療がほとんどなのです。頚性めまいの本当の原因――首の筋肉の異常はそのまま放置されています。多くの耳鼻科のドクターは、頚性めまいがこんなに多いとは想像もできないでしょう。首の診察・治療をしないままですから、結局、めまいはすぐに再発します。

私の病院で治療をほどこすと、めまいやふらつきはピタリとなくなります。その後、何年か経過を見ていますが、再発をしていないこともわかってきました。

もし、めまいを訴える患者さんが来院したら、耳鼻科のドクターには、ぜひ簡単な首こり病の問診をしてもらいたいものです。そこで、首の筋肉が原因の症状が多ければ、「頚性めまい」と判断できるのですから。

ちなみに、東京脳神経センターには、さまざまなめまいを訴える患者さんが来院します。そして、その九八・五％が完治しています。

更年期障害も誤診だらけ！

女性の更年期障害も、誤診が山ほどあります。いわゆる「血の道」という言葉が古来より知られていますが、その症状は顔面紅潮、のぼせ、ほてり、手足の冷え、動悸、めまい、耳鳴り、血圧不安定など、いわゆる不定愁訴のオンパレードです。そうした症状が出た時、きっとその多くは婦人科を訪れることでしょう。しかし、婦人科といっても玉石混交といったところが現状なのです。

ある日、五〇歳を過ぎたばかりのご婦人が、東京脳神経センターにいらっしゃいました。大変裕福なご家庭の方のようで、醸し出す上品さがそれを物語っていました。

五〇歳ちょうどで、閉経を迎えたとのこと。しかしその矢先、どうも毎日疲れが取れない、すぐ横になる、さらに気分の落ち込みといった症状があらわれたそうです。「更年期では？」と考え、まず婦人科を受診したそうです。

そこのドクターは、「閉経を迎えていらっしゃるので、更年期の症状でしょう。よくあるケースですから」と、つれない返事だったそうです。自律神経を整える「グランダキシン」と漢方薬を処方され、特にくわしい説明もなく帰されたそうです。しかし、その後も同じような症状に悩まされ、不安感や焦燥感といった精神症状も強くなっていきました。

ドクターの説明が腑に落ちなかった彼女は、ほかの病院を転々として、聞けば五つの病院を渡り歩いていたとのこと。その後、テレビで私のことを知ったそうで、さっそく来院を決めたそうです。

私はご婦人の首を触診した時、本当に驚きました。相当に根深いこりだったからです。このままにしておいては、またひとり、大した診察も治療も受けられずに病院をさまよう患者さんを作ってしまいます。

「これは、更年期障害ではない可能性がありますね」

私は、単刀直入に切り出しました。すると、ご婦人はとても驚かれて、「先生！　本当に首が原因なんですか？　これだけの処置で治るんですか？」と、にわかには信じられない様子でした。

「ええ、大丈夫です」

私は自信を持って答えました。

それ以来、毎日通院してこられ、ずっと更年期障害だと思い込まされていた数々の症状は、次々と消えていきました。すべての症状が消えたのは、初診からおよそ二ヶ月後のことです。

治療が終了した時、ご主人が一緒にお見えになりました。見るからに温厚そうな人柄の方で、ずいぶんとご婦人のことを支えていたようでしたが、精神状態が落ち着かなかった頃は、正直、毎日顔を合わせるのが苦痛だったと吐露していました。

現在でも、そのご夫婦とは、お付き合いをさせていただいています。

「この病気のことを、もっと知ってもらいたいわ。ぜひ、何かお役に立ちたいです」と、おっしゃってくださり、私が出演するテレビ番組でコメントをお願いしたこともあります。

良心的な婦人科は、ホルモン検査などを行った上で、もし異常がなければ「あなたは更年期障害ではありませんよ」と明確に言います。しかし、大半の婦人科では、うやむやのまま更年期障害として治療が行われているのが現状です。

「あなたの年齢でしたら、更年期で間違いないでしょう」

ほかの原因を知りませんから、結局、そこに落とし込んでしまうのです。この中には、本当は首こり病である人がたくさんいます。データを元に数値化すると、**およそ三分の二の方は首こり病だと言えます**。

ほかの病院で更年期障害と診断され、治療を受けても治らない患者さんが、最後に私を頼ってくるケースは枚挙に暇がありません。特に、若年性更年期障害や、男性の更年期障害と診断された患者さんが、私の治療で完治して、元気に日々を過ごしています。

ドライアイ、ドライマウスも首が原因

ドライアイは、涙液《るいえき》が減少し、その名のとおり目が乾燥する症状です。コンタクトレンズやパソコンの普及などに伴って、近年クローズアップされています。いつも目薬を手放せない人が、皆さんの周りにも多いのではないでしょうか。

日本でドライアイに悩んでいる方は八〇〇万人～二二〇〇万人と言われています。オフィスワーカーの三人に一人がドライアイであるという報告もあるほど、ありふれた病気と言ってよいでしょう。

このドライアイも、首のこりが原因で起きる場合が多いことを、私は知っています。

涙液の分泌は、自律神経が支配しています。自律神経の失調の結果、目を覆っている涙が少なくなり、乾燥した状態に陥るのです。

しかし逆に、涙が出すぎる場合もあります。このメカニズムは諸説あり、未だ確定的なことは言えません。この解明は、私が今早急に取り組んでいる課題のひとつです。

もう少し目のことをお話しすると、この病気の患者さんの大きな特徴として、「瞳孔《どうこう》が開く」という症状があります。瞳孔というものは、交感神経が優位になると開き、副交感神経が優位になると閉じます。こうして目に入る光の量を、私たちが意識しないところで調節してくれているのです。

しかし、首の筋肉に異常が起きていると、常に交感神経が優位になり、瞳孔が開きっぱなしの状態になります。私は診察の際、「瞳孔の検査」を必ず行うのですが、**首こり病の患者さんの大部分は瞳孔が開いています**。ペンライトで光を当てても、閉じにくい状態になっているのです。

瞳孔が開くと、目に入る光の量が多くなりますから、始終まぶしさを感じるようになります。

「明るいところへ行けません」

「曇りの日でも、まぶしくてサングラスが手放せないんです」

そんなことを訴える患者さんもいるくらいです。ドライアイにしろ、瞳孔にしろ、目の健康は首の健康と密接な関係があるのです。

目の乾燥と同じように、口が乾燥することにお悩みの人も増えています。これはドライマウスと呼ばれ、やはり八〇〇万人もの方がお悩みだと言われています。

唾液の分泌が少なくなることで起きる症状ですが、その原因はやはり自律神経の働きが正しく行われないことによります。唾液は副交感神経が優位になると多く分泌されますので、首こり病の影響を受けやすいものです。

ドライマウスも首こり病の治療によって改善される症状のひとつです。

今の精神病うつ診察には大きな問題がある

「心療内科」、あるいは「メンタルクリニック」という看板を、街中でよく見かけるようになりました。今まで精神科の看板を掲げていたのが、よりソフトなイメージを出したほうが患者さんが受診しやすいと考えたからでしょう。

こうしたクリニックは大流行りです。東京では、ひとつの大きな駅につき、周辺に五〜一〇ヶ所くらいの心療内科やメンタルクリニックがあるほどです。そのせいで従来型の精神病院に勤務する医師は少なくなり、精神病院は逆に困っているのだそうです。

たしかに、以前のような入りづらさはまったくなくなりました。それだけ心の病が誰にも身近なものになったのだと言えます。中でも、近年爆発的に増え続けているのが「うつ」に悩む患者さんです。

ひと口に「うつ」と言っても、それが指し示す内容はひとつではありません。「憂うつである」「気分が落ち込んでいる」というように表現される症状を「抑うつ気分」といいます。その「抑うつ気分」が強い状態のことを、「抑うつ状態」、一般には「うつ状態」と呼びます。そして、「抑うつ状態」が重症になったものが「うつ病」です。

一般的に「うつ」という言葉を使う場合、いろいろな程度の状態の患者がいることを意味しています。

精神病のうつ病は、まだ発病のメカニズムが解明されていません。

しかし現在、頚性うつの患者さんはスマホの普及でどんどん増えており、**うつ症状の**

ある患者さんの九五%は首の筋肉が原因の自律神経異常のうつです。

先に首こり病の治療では治らないうつ病、つまり精神病のうつについて言うと、「大うつ病性障害(大うつ病)」や「双極性障害《そうきょくせい》(躁《そう》うつ病)」がそれに相当します。

「大うつ病」とは、症状の強い時は抑うつ状態が非常に強く、ほぼ一日中、ほぼ毎日、長期間(二週間以上)続くような症状を持つものを言いますが、大きな波がある、うつ症状がほとんど出ていない状態もあります。アメリカ精神医学会が出している診断基準に基づく分類が一般的に使われていますが、そのガイドラインの内容は研究の進展に伴って刻々と変わっていっています。

「躁うつ病」は、抑うつ状態だけでなく、気分の異常な高揚が続く躁状態も併存するものを言います。自殺を志向する人が非常に多いことで知られています。

これらの病気の患者さんについては、首に異常があるとは限らず、また首の治療を行っても、抑うつ状態が和らぐことはありません。

純粋な精神疾患ですから、治療は精神科医による抗うつ剤を中心とした薬物療法、あるいは、カウンセラーやセラピストによる心理学的療法が必要になります。さらに、それでも治らない患者さんには電撃療法も行われています。

しかし、それ以外のうつ病と診断された患者さんについては、首こりの治療によって抑うつ状態を緩和することができます。

しかも、私と東大の脳神経外科と神経内科のドクターの一〇人のグループで診ているのですが、現在、爆発的に増加しているのはこちら、「大うつ病」や「躁うつ病」ではない患者さんです。私たちの病院に来院する「うつ病」と診断された患者さんのうち九五％以上がそれに当たります。つまり、**ほとんどのうつ病は、首こり病の治療によって治せるのです。**

精神疾患の大うつ病と、首こり病による自律神経性うつ病には、その症状にひとつ大きな相違点があります。それは、大うつ病にだけ見られる「理由のない悲しみ」です。悲しみのため、いつも目に涙がたまっているとよく言われます。これは、首こり病による自律神経性うつ病ではまず見られません。

大半を占める首の筋肉が原因の自律神経うつの患者さんは、精神科医による抗うつ剤の投与や、カウンセリング、電撃療法では効果がまったくないどころか、途中で抗うつ剤の副作用に苦しめられ、治療できないケースが多いのです。それは当然のことで、別の病気に別の治療をしているからです。これらは、器質的な原因、つまり自律神経の働き、それと密接に関係がある首の筋肉の異常によるものです。これを実証する臨床例は数え切れません。

抑うつ状態になるのは、精神疾患のせいではなく、自律神経と首、それと全身の不調という三つの要素が生み出す負のスパイラルが原因なのです。

もちろんそれは経験によって裏付けのある考え方です。私の病院には、ほかの病院で「うつ病」と診断された患者さんが多く来ます。頚部を触診すると、その大部分の人に異常があり、首こり病の治療を行うと抑うつ状態が消えていきました。**首の筋肉の治療で、ほとんどのうつ病は治るのです。**

うつ病と診断された患者さんは、私の病院に来るまで、顔の表情は暗く、すべてにおいて気分が落ち込んでいます。生きがいを失い、なんのために生きているのかを見失い、まさに今にも自殺しそうな、失礼ながら「生ける屍《しかばね》」の状態です。

しかし、治療をするうちに笑顔があふれんばかりとなり、人生が楽しくなり、例えば女性だったら選ぶ洋服の色などが違ってきて、明るいものを着るようになります。お腹の底から笑えるようになり、「もう作り笑いをしなくてよくなった」と言います。そして、治療前に飲んでいた抗うつ剤は、うつ状態が軽くなってくるにしたがって、飲む必要がなくなります。

私の診ているほとんどの患者さんは、多かれ少なかれ、うつ症状が出ています。中には、かつて精神病院に入院していた人もいます。自殺を試みた人もたくさんいますし、死のうと考えたことのある人はもっといます。そんな人たちが、苦しかった病気から解放され、笑顔で楽しそうに退院していくのです。この事実を前にすれば、すべてのうつ病が精神疾患であると考えて、抗うつ剤とカウンセリングと電撃療法だけに頼っている今の治療は考え直す時期が来ていると言えます。

重ねて言いますが、**現在「うつ病」と診断されているものの九五%以上は心因性のものではなく、器質的なもの、とりわけ首の筋肉が原因になっているのです。**

精神科や心療内科、メンタルクリニックの問題点は、うつ病をすべて精神疾患として治療をしていることです。少なくとも首こり病による抑うつ状態に、カウンセリングや心理療法は意味も効果もありませんし、トラウマやらコンプレックスやらを分析する必要性もまったくありません。

しかし、多くの精神科や心療内科、メンタルクリニックではこの区別ができず、主に抗うつ剤の投与による治療を行っています。ひどいドクターになると、抗うつ剤の投与しか行っていないのが現状です。まったく別の病気に、別の治療を行っているのですから、治る人も治らないのは当たり前です。ましてや、効かないからといって二倍量、三倍量の抗うつ剤の投与を受けたという話は患者さんから頻繁に聞かされます。**近年、多用されているSSRIやSARIといった抗うつ剤は副作用が非常に強いのです。**

それでも「やめたら大変なことになる」と医師に言われれば、患者さんには薬を飲み続けるしか選択肢はありません。

患者さんからの話を聞いている限り、今の精神科によるうつ診療ははっきり言ってなっていません。まったくでたらめと言えるケースがあまりにも多いのに驚かされます。精神科医は、スマホやパソコンによる自律神経うつが増えていることをしっかりと認識し、もっと勉強しなければなりません。

また、「仮面うつ病」というものにも私は懐疑的です。この「仮面うつ病」という病気、何か新しい病気のような錯覚を起こさせますが、端的にいえば、本来出るべきうつ病の症状があまり表面に出ず、自律神経を中心にしたからだ全体の不調として主に出るものです。肩こり、頭痛、身体中のだるさ、夜眠れない、お腹が痛いというような症状を指しています。この「仮面うつ病」ですが、私たちが発見した「頚筋性うつ（スマホうつ）」と紛らわしい使い方をされることがあります。

「仮面うつ病」は、カナダのクラール医師が、うつ病より心身症状や不安や恐怖や脅迫などの神経症の症状が強く出て、うつ病状を覆い隠した五例の症例を一九五八年に報告したものです。これに電撃療法を行い、良くなった、いずれも中年の精神病の男性であったということです。頚筋性うつが副交感神経異常の症状を主体としている首の筋肉の異常の病気であるのとは別の病気であることがわかります。

最近では、「仮面うつ病」という病名がひとり歩きして、もともとの不安、恐怖、脅迫など神経症の症状が消えて、我々の発見した「頚筋性うつ」の身体症状がうつを覆い隠した状態に使われることが多くなっています。

首こり病の行き着く先は「全員自殺」

日本では、二〇一六年の一年間に二万一千人以上の方が自殺で亡くなっています。ピークだった二〇〇三年の三万四千人からは減少しましたが、この数は日本人の死因としては、悪性新生物（がん）、心疾患、肺炎、脳血管疾患、老衰、不慮の事故、腎不全に続く第八位で、全体の一・六％を占めています。二百人いれば三人は自殺で亡くなっているという計算になりますから、私にはとても多く感じられます。

自殺者の多くは、「うつ」を抱えていると言われており、自殺とうつは非常に密接な関係にあります。うつは、深刻な社会問題なのです。

恐ろしい話ですが、**首の筋肉の異常に起因する「うつ状態」は、自殺を引き起こす可能性が非常に高いのです**。先にも述べましたが、問診票の該当数二三項目が危険信号です。これを超えるとほぼ全員が自殺志向になります。大変恐ろしく、重大な疾患です。しかしほとんどのドクターはこのことを知りません。一方、精神疾患の大うつ病の自殺率は一五％しかありません。

さて、私の患者さんには、かつて自殺未遂を起こしたことのある人がたくさんいて、特にリストカットや、精神安定剤の大量服用によるケースが多く目立ちます。

そんな患者さんたちの訴えを聞いていると、自殺未遂までに追い込まれる過程に、ひとつの共通したパターンがあることに気づきました。

首の筋肉の異常に起因するうつの場合、精神症状以外にもさまざまな身体症状が起こっています。本人は苦しんで苦しんで、いろいろな病院や専門外来に行くのですが、どこへ行っても、いくら精密な検査をしても、原因さえわかりません。

「今の医学では治療法はありません」

「一生上手く付き合っていくしかないでしょう」

などと、ドクターにはさじを投げられ、また、職場や家庭でも、

「ちょっとオーバーなんじゃないか？」

「また怠け病が始まった」

「精神がたるんでいる」

などと叱責され、決して理解されることがありません。結果、こんな苦しい状態が死

ぬまで続くのであれば、いっそのこと死んだほうがマシだろうと、考えるようになってしまうというのです。

これは、私の病院を訪れた「未遂者」の方々から聞いたお話を総合したものですが、同時に、実際に自殺を遂げてしまい命を落とされた方々にも共通するパターンなのだろうと思います。

また、先述のとおり、副交感神経の働きが低下すると「幸せ」を感じられなくなるというのが問題です。楽しいことが楽しく感じられず、生きている意味がなくなります。からだの不調が治らないこととあいまって、人生をどうでもいいと感じてしまうのです。

繰り返しになりますが、精神病の大うつ病についてのメカニズムはまだわからないことだらけです。脳内神経伝達物質のひとつ、セロトニンが関係していると考えられるものの、セロトニンを増やす働きがある抗うつ剤は自律神経性うつにはほとんど効果がありません。このあたりは、今後の研究成果を待たねばなりません。

私たちも脳内神経物質と自律神経の関係を中心にした研究会を立ち上げたところです。

警察庁の統計によると、自殺者の動機の第一位は常に「健康問題」です。二〇一六年、一万一千人以上の自殺者が、遺書などに「健康問題」が動機であると明示したのです。これは自殺者全体の半分以上に相当しますので、いかに多いかということがデータからわかります。

この中に、私たちが治すことのできた方がどれくらいいたのだろう――それを思うと、心から悲しく、残念な気持ちになります。もっと首こり病のことを知ってもらい、世に広めていかなくてはと心を新たにします。

そして、少なくとも、まさに今、自殺ギリギリまで追い込まれている方たちだけは助けなければと、我が身を引き締めます。

首は脳の一部だと考える

さて、ここで少し踏み込んだ医学的なお話をすることにしましょう。

そもそも「首」とは、どんな構造をしているのでしょうか？　ご存じない方が多いと思いますので、簡単に説明します。

首の中央には「頚椎」があり、その中に「脊髄《せきずい》」が保護されて入っています。脳の周りに頭がい骨があるのと同様に、中枢神経である脊髄を保護してくれる骨が頚椎です。

脊髄は「脳が下へ伸びたもの」と考えると理解しやすいでしょう。そして、脳も脊髄も、「脳脊髄液《のうせきずいえき》」という水の中に浮いています。

この水を漏らさないようにしている膜が、非常に薄い「クモ膜」です。電子顕微鏡で見ても、ほかの細胞とはまったく構造が異なり、水が漏れないようになっています。薄いと言っても、このクモ膜は非常に丈夫です。たとえ破れても、人体の中で最も活発に働く細胞のひとつである「クモ膜細胞」が、すぐに補修をして水を漏らさないようにしてしまうのです。

私たち医師が脳を手術できるのは、このクモ膜細胞のおかげです。脳神経外科医は、脳の手術の前後に手を合わせて、クモ膜細胞にお参りしなければならない――それほど大切な細胞なのです。

この事実を知らない脳神経外科医がむちうちや頭部外傷で簡単にクモ膜が破れ、髄液が漏れ出し、たくさんの不定愁訴が出るのだと言い出しました。「髄液減少症」とか「低髄液圧症候群」と呼んでいますが、医学の常識から言ってあり得ない病気です。本当にあり得るなら我々脳神経外科医は手術ができなくなります。

そして破れたクモ膜をふさぐために、自分の血液をその穴のそばに注入する療法を「ブラッドパッチ法」と呼んでいます。しかも医学の常識に反する病気を強引に先進医療にしているそうです。

不定愁訴の治療のためにブラッドパッチを受けたのに良くならない患者さんがよく来院しますが、**ブラッドパッチを受けてしまったら、我々の開発した治療で順調に治るはずのものが、治らなくなってしまうことをよく知っておいてください**。

私は米国・ニューヨークのアルバート・アインシュタイン医科大学・モンテフィオーレ病院に留学し、このクモ膜細胞の研究をしていたことがありますが、その働きには驚かされました。脳の手術では、クモ膜は切りっぱなしです。それでもわずか数日で水を漏らさない膜を作り上げ、私たち医師の手術の後始末をしてくれるのです。

このクモ膜の外に、こんどは硬く厚い「硬膜《こうまく》」という膜があります。さらにその硬膜の外に、脳では頭蓋骨が、脊髄では頸椎があるのです。

頸椎の前方には食道、さらに前方には気管が上下に走っています。また、食道の左右には、「頸動脈《けいどうみゃく》」と「頸静脈《けいじょうみゃく》」が左右一対ずつ、上下に走っています。

つまり、**首は脳をはじめとした頭部とからだを結ぶ「通路」なのです。**ただ、口で吸った酸素を気管を通して肺に送るとか、同じく口で食べたものを食道を通して胃に送るといった単機能の「通り道」ではなく、さまざまなものを複合的にやりとりするための「パイプライン」と考えたら理解しやすいかもしれません。そのパイプラインを通じて運ばれるものの中には、心臓から送られ、左右の頸動脈と左右の椎骨《ついこつ》動脈を通じて脳へ酸素と栄養を送り込む血液も含まれます。

また、首の「柱」である頸椎は、七つのバラバラの骨でできています。しかし、バラバラの骨では柱にならないので、これらの骨を、強く固いベルトのような組織でつなぎ合わせています。この「ベルト」を「靱帯《じんたい》」と呼びます。

頸椎という柱を中心にして、食道、気管、動脈、静脈、あるいは甲状腺《こうじょうせん》など、これらすべてに筋肉が縦横に巻きついており、頭の方向を変える働きと、頭を一定の位置に固定する働きをしています。

脳から、からだの各部への指令は、神経を通って伝達されます。この指令、情報もまた首というパイプラインを通ってやりとりされるもののひとつです。

首と肩と手に行く指令は、七つの頚椎の間と、頭蓋骨と第一頚椎の間、そして第七頚椎と胸椎の間の計八ヶ所より、左右に一対ずつ神経が外に出ていきます。この神経は「神経根《しんけいこん》」と呼ばれている太い神経です。神経根は脳からの指令をからだに伝えるだけでなく、首や肩や手などの感覚情報を脳のほうへ伝える働きもします。

また、首こり病にとって非常に重要な「自律神経」も、神経根と一緒に外に出ています。自律神経は、からだ中に細かい神経のネットワークを作り、からだ中の各部の働きを、自動的に調節します。細い神経なので、これまでは医学的にも軽く見られがちでしたが、生きるための自動調節機能を司るという役割は、全神経系の中でも非常に重要なもの。ある意味では脳と同じか、それ以上の大切な働きをしています。

これらの神経のネットワークは、未だ医学的に十分に解明されていません。しかし、私の臨床上の経験、つまり患者さんを診察して得た知識では、首の筋肉、とりわけ上半分には、頭蓋骨の中で保護されなければならないほど、大切な神経がたくさん存在しています。しかも密に分布しており、ネットワークが作られていると考えています。

まさに、首は脳の一部、特に上半分は脳そのものなのです。首がどれだけ大切な部分か、わかっていただければと思います。

大事な筋肉は四つある

さらに、首の筋肉についても、くわしくお話ししておきましょう。

首の中には大切な神経とともに、大切な筋肉があります。その中でも、頚性神経筋症《けいせいしんけいきんしょう》候群《こうぐん》に関係している筋肉を見ていきましょう。

まずは大きな筋肉として「僧帽筋《そうぼうきん》」、「頭板状筋《とうばんじょうきん》」、「頭半棘筋《とうはんきょくきん》」、「胸鎖乳突筋《きょうさにゅうとつきん》」の四つがあります。

●僧帽筋

首から背中にわたって広がる大きな筋肉です。まるで西洋の僧侶の帽子のような形をしていることからこの名前が付きました。主に手の運動の時に肩甲骨を動かす、重要な筋肉です。

●頭板状筋

「首が回らない」という言葉がありますが、それはこの筋肉のことを指します。ここがこっていると、神経を圧迫し、さまざまな症状を引き起こします。多くの患者さんがこの部分を触診すると痛がります。首こり病の重要ポイントです。僧帽筋の下にあり、椎骨の後ろから上に伸びて後頭骨の外側と結んでいます。両側同時に収縮すると、頭を後ろへそらせる働きがあります。片側だけが収縮すると、そちらへと頭が回転します。

多くの医師はこの大切な筋肉の名前すら知りません。なぜなら、首の筋肉が原因の病気はないとされていて、医学部での解剖学でも省略されていたからです。

●頭半棘筋

緊張型頭痛の原因となる筋肉であることを私が発見しました。当センターではこの筋肉の治療でほとんど全例の緊張型頭痛が完治しています。

この筋肉も名前すら知らない医師が多く、当然、その働きなども知られていません。

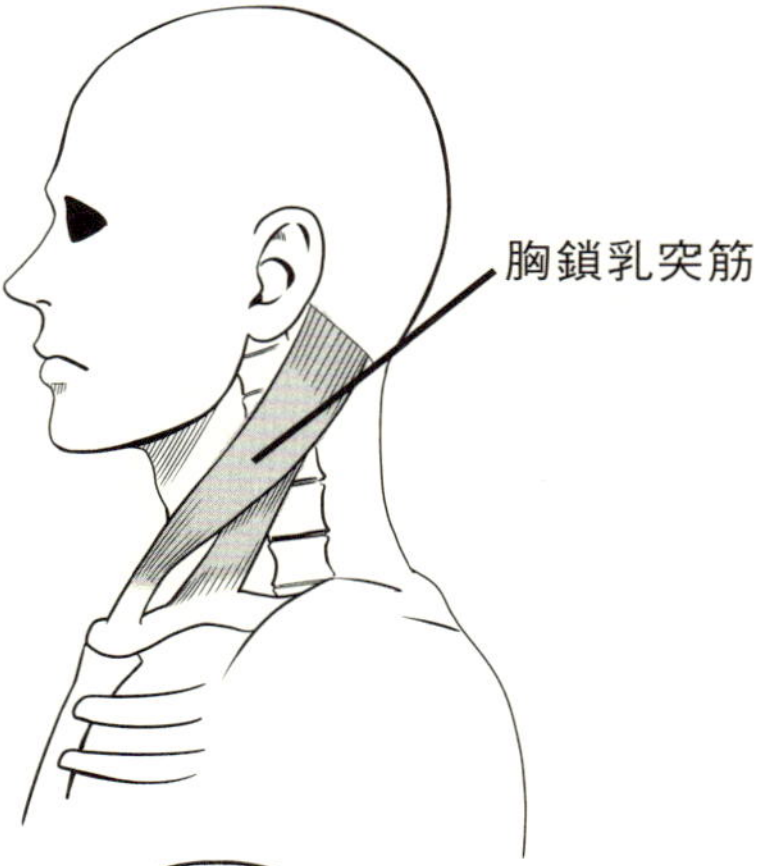
胸鎖乳突筋

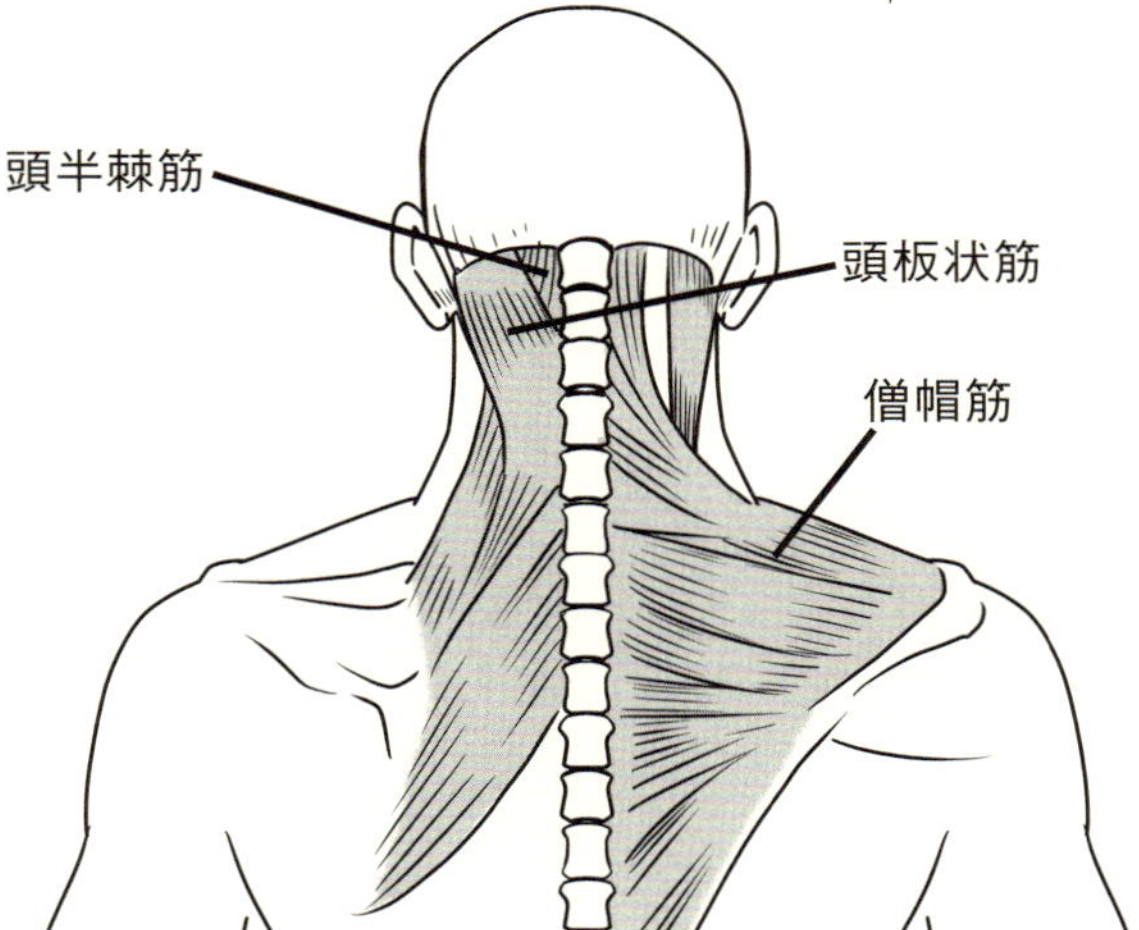
頭半棘筋
頭板状筋
僧帽筋

私はドクターの集まりで話をする機会があれば、必ずこの筋肉の名前をたずねています。今まで一〇〇人レベルの集まりで何十回も質問をしていますが、正解を答えた人にまだひとりもめぐりあえません。

頭板状筋の下にあり、ほぼまっすぐ上下に走って後頭骨と椎骨の後外側を結んでいます。頭を後ろへそらせる働きをします。

●胸鎖乳突筋

乳様突起は耳の後ろにあり、乳房のような形をしたでっぱりです。乳様突起とその付近から、胸骨と鎖骨を結んでいます。左右同時に収縮すると、首をすくめてあごを突き出す形になります。一方だけ収縮すると、顔を反対側へ回しますが、頭全体は同じほうに傾きます。

次は四つの「小さい筋肉」です。小さくても、とても重要なものがあります。

●大後頭直筋

●小後頭直筋

両方とも頚椎と後頭骨をつなぐ筋肉で、大後頭直筋は第二頚椎と、小後頭直筋は第一頚椎を結んでいます。ともに、頚椎の後ろ中央部に集まります。頭を直立に保つ働きをしており、最も首の中心に近く、深いところにあります。

●上頭斜筋《じょうとうしゃきん》
●下頭《かとう》斜筋

上頭斜筋は、第一頚椎の最も外側と、後頭骨の外側を結ぶ筋肉。下頭斜筋は、第二頚椎の後部中央から、第一頚椎の最も外側、つまり上後頭斜筋が上に出る点を結ぶ筋肉です。ともに頭を直立に保つ筋で、頚椎に最も近く、首の中心にあります。

大小それぞれ、四つの筋肉を紹介してきました。首は神経だけではなく、筋肉も複雑に入り組んだ作りになっているのがおわかりいただけたでしょうか。

人間はずっと同じ姿勢で過ごしていると、筋肉が緊張し続け、老廃物として乳酸がたまってきます。そして、ある限界を過ぎると、筋肉が変性を起こし、本来のやわらかさがなくなり、伸び縮みもできなくなります。それを一般的に「こり」と呼びます。首の筋肉は、人体の中で最も異常を起こしやすい筋肉です。だから、この病気はやっかいなのです。

第4章　一週間で効果があらわれる「松井式治療法」

患者さんの駆け込み寺・東京脳神経センター

二〇〇六年、東京・虎ノ門に、東京脳神経センターを開設して一二年を迎えようとしています。そもそも私は、香川県で松井病院を経営していますので、この歳になって、東京と四国を往復する生活になるとは夢にも思っていませんでした。都心で医療機関を開院するというのは、金銭的にも大変なリスクがありますし、ある種の冒険です。

それでもセンターの設立を決意したのは、やはり「ひとりでも多くの患者さんを治したい」という気持ちが日に日に強くなったからです。

当初は四国からより近い、大阪での開院も考えました。しかし、東京は青春時代を過ごした土地で、医療関係の知り合いも多いこと、そして交通の便も良いことが、最後の決め手となりました。

地下鉄日比谷線の神谷町駅からは徒歩二分、南北線の六本木一丁目駅からは徒歩五分、オフィスビルの中に東京脳神経センターはあります。東海道新幹線が停まる品川駅や、羽田空港からのアクセスも良く、おかげで四国までは来られなかった首都圏の患者さん、さらには全国にお住まいの患者さんにも、訪れてもらえるようになりました。

東京脳神経センターは、たくさんの東大ＯＢの先生方のご理解をいただきました。脳神経外科、神経内科を中心に、産婦人科、整形外科の先生方が新疾患「頸性神経筋症候群《けいせいしんけいきんしょうこうぐん》（首こり病）」に共鳴して、一緒に診察をしています。

また、四国の病院では、むちうち症をはじめ多くの患者さんを治したという理由もあります。私の病院は四国では原因不明のたくさんの症状に悩まされた人の駆け込み寺として地域に密着しており、むちうち症が完治できると評判を呼んでいます。

今では遠くの地域からいくつもの大病院を飛ばして、松井病院にわざわざ来てくれるのです。雑誌の特集などで組まれる「病院評価ランキング」では、常に上位に登場しています。

しかし、頸性神経筋症候群（首こり病）の治療は一度完治すれば、もう二度と再発しないため、香川の病院の周辺では患者さんが少なくなってしまいました。もちろんそれはとても嬉しいことなのですが、東京など人口の多いところには、もっともっと重症で苦しんでいる人がいるはずだろうという予想がありました。そして、その予想はまさに的中しました。

少しでもこの新しい病気を知らせようと、マスコミにも積極的に出ていくようにしました。少しでも多くの人にこの病気のことを知っていただき、本当に苦しんでいる人を助けたかった——その思いがすべてです。こうしてこの本を書いているのも、その理由からです。おかげさまで多くのメディアに取り上げてもらい、日を増すごとにこの病気のことが知られるようになりました。

予約が混み合い、診察できるまで時間をいただくことがあります。とりわけテレビの影響は大きく、出演をすると電話が鳴りやまず、休む暇がなくなります。待合室の席が埋まり、閉院時間の一九時半を過ぎても、診察・治療が終わることはなかなかありません。やはり、この病気で苦しんでいる患者さんは予想以上に多かったのです。

しかし、現在でも首こり病の診察・治療は、東京脳神経センターと、大阪、名古屋、福岡の系列院でしか行われていません。「おわりに」で紹介していますので、お困りの方は、どうぞお気軽にご連絡ください。

触診だけで首の状態はわかる

東京脳神経センターでは、次のような流れで診察・検査を行っています。

(1) 問診

来院されますと、最初に問診を行います。本書の冒頭に掲載している「問診票」は、実際に当センターで使用しているのとまったく同じものです。「はい」の数で、患者さんの病気がどれくらい進行しているかがわかります。「はい」の数が五個以上あれば要治療対象と判断し、次の診察へと進みます。

(2) 診察

最初の診察です。(1)で患者さんに書いていただいた問診票を見ながら、首の触診を行います。この触診で、病気の進み具合、病気の重症度、いつごろ異常が起きたか、どの部分の筋肉に異常が起きているのか、などを診断します。

この病気の場合、幸い病変部を外から触ることができますので、病気の全容や健康状態が、文字どおり、手に取るようにわかります。

少し横道にそれますが、近年は画像診断がもてはやされます。くわしくはあとに記しますが、私はその黎明《れいめい》期から共同研究に携わってきました。若いドクターの中には、画像診断をすればすべてわかると勘違いしている人がいるのが気になります。

今、画像診断で見ているのは主に筋肉以外の変化であり、首の筋肉については、変性して石のように硬くなった筋肉も、正常の柔らかい筋肉も画像上は同じように映ってしまうのが実情です。まだまだ研究には時間を要しそうです。

(3) 瞳孔の診察

次に瞳孔の状態を診ます。前述したように、この病気には、「瞳孔が開く」という大きな特徴があります。ペンライトで光を当て、きちんと閉じるか、それとも閉じにくい状態になっているか、慎重に判断をします。瞳孔を調べれば、副交感神経の状態、そして首の筋肉の状態がよくわかります。

(4) 検査

検査は、次のようなものを行っています。ほかの重大な病気が隠されている可能性もありますので、念には念を入れ、精密な検査を行っています。もし、この検査で頚性神経筋症候群（首こり病）以外の異常が見つかり、当センターで治療ができなければ、連携している虎の門病院や東大病院など、総合病院をすぐにご紹介しています。

●血液検査

通常の血液検査です。本当に首の筋肉の異常に起因している症状なのか、それとも別の病気がないか、慎重に判断していきます。

●X線

いわゆるレントゲンのことです。先にも説明した「ストレートネック」や「ストレートサイン」がないかをチェックします。また、椎間を診て、椎間板の変化を推定しますが、これはＭＲＩでさらに正確にわかります。さらに、首の筋肉が変性して、筋肉本来の伸び縮みができなくなるまで病状が進んでいるかどうかを見極めます。

●ＭＲＩ

磁気の力とコンピューターで、からだの断面を撮影していきます。主に首全体を見ていきますが、最も重点を置いているのは椎間板の状態です。椎間板の突出――いわゆるヘルニアの有無や状態で、この病気の治療期間がわかります。椎間板の後ろへの突出が認められると、治療期間は長くなります。今では一ヶ月、二ヶ月、三ヶ月、三ヶ月以上の、四段階にわけています。

●平衡機能

「重心動揺計」という機械の上に立っていただき、からだのふらつきの度合いを調べます。この病気はめまいやふらつきをよく発症しますが、あまり自覚症状がない場合もあるため、機械で念入りに調べます。また、めまいの度合いを調べるのにも役に立ちます。

●脳波

頭皮上から、脳の電気的変動を診ます。大脳の働きによって発生する、脳電流のことです。脳梗塞、脳内出血、脳腫瘍などは、ＭＲＩでチェックすることができますが、画像診断ではわからない目に見えない脳の働きを診る必要があるため、脳波をとっておきます。

(5) 診察

最後にもう一度、診察を行います。検査の結果を受けて、初めの診察では不完全であったところを主に診ていきます。首を中心として、時には背中までを触診します。この段階で、首のどこを治療すればいいか、また、おおよその治療期間がわかります。

さらに、通院で治すか、それとも入院で治すかを患者さんと話し合って決めます。入院される場合は、その時期などを担当とご相談いただきます。

改善率九五%の治療法とは？

そして、いよいよ治療が始まります。当センターでは、主に次のような方法で、西洋医学と東洋医学を併用した治療をしています。

●低周波治療器

特殊な低周波治療器を二種類、使います。これは、市販されている一般の医療用低周波治療器とは波形も基本設計もまったく違う、専用のものです。より筋肉の奥深くまで到達し、カチカチになったこりをほぐすことができます。

まず、うつぶせになっていただき、私が指示をした場所に（患者さんの症状によって異なります）、専門のスタッフが低周波装置を取りつけます。治療が終わると、とても気持ち良く、スッキリした状態になります。

●遠赤外線

低周波治療器を使用しながら、遠赤外線で首の芯まで温めます。首は冷えると筋肉と神経の状態が悪くなるわけですから、温めなくてはいけません。遠赤外線との併用により、首の奥深くまで低周波の治療が効いていきます。

●電気鍼

イスに座った状態で顔を伏せていただき、首にごく細い鍼を打ちます。打つ場所は、私が長年の研究から編み出した独自のポイントで、いわゆる東洋医学の「ツボ」とはまったく異なります。初めての方は「ちょっと怖いな」と思われるかもしれませんが、極細の鍼を使うため痛みを感じることはほとんどありません。痕も残りませんから安心して受けてください。

●注射

補助的に、神経を調整するビタミン注射を行います。

通院の場合、原則週三回この治療を受けていただきます。少ないと効果が著しく減少し、完治しにくくなることがわかっているためです。しかしきちんと通っていただければ、早い人なら一週間もすれば、その効果を徐々に実感することができるはずです。

金銭面を心配される方もいると思いますが、保険適用の治療のみを選択すれば、患者さんの負担はとても軽くてすみます（その場合効果が半減しますので週六日の通院が必要になります）。実際、東京脳神経センターの治療費は、オプションのない保険診察だけの場合、二〇一七年一一月現在、**一回平均（三〇分）で、四六七円（三割負担の場合）です**。通院の帰り道に喫茶店でコーヒーを頼んだら、そっちのほうが高かったという笑い話も聞いたことがあるくらいです。もし、巷の鍼灸院などで鍼の治療を受けようとすれば、鍼だけでも三〇〇〇～五〇〇〇円前後するのではないでしょうか？

私は、この病気の治療に関しては、とにかく知ってもらい、命を救いたいという一心でやっています。いろいろな面で大変ですが、お金には決して代えられない「やりがい」があるので、まったく苦になりません。

ただ、私にはひとつ悩みがあります。治療が順調に進み、患者さんの症状が軽くなってきた頃です。自覚症状がほとんど消えるのは、おおむね治療期間の半分を過ぎた頃、治療が五五％ほど終わった時なのですが、「喉もと過ぎれば熱さを忘れる」のことわざのとおりで、そこで**患者さんが通院をやめてしまうケースがあるのです**。その時点で、私が首の触診をすると、まだ異常は残っているのに、です。

この病気は、自覚症状から徐々に消えていきます。しかし、他覚症状は最後の最後まで残るのです。**完全に首の異常がなくなるまで治療をしなければ、半年から数年以内に再発する危険性が高くなります**。実際、私はそのような患者さんを数多く見てきました。外来の場合、患者さんが来てくれないと、こちらとしてはまったくお手上げで、打つ手がありません。完全に治すためには、そして二度とこの病気にならないためには、決して自分で判断をしないでください。

次は入院治療についてお話ししましょう。入院治療は、香川県の観音寺市にある松井病院で行っています。期間は短い人であれば一ヶ月、長い人で三ヶ月くらいをひとつの目安にしてください。

患者さんは日本全国から、そして、ロンドン、アムステルダム、パリ、ニューヨークなどの欧米や、アフリカからもやってくるのです。彼らは東京脳神経センターで受診したあと、徹底的な治療を行うため入院し、全員、完治して喜んで帰っていきました。

私は、なるべくでしたら、治りが早く確実な入院治療をおすすめします。仕事や家庭の事情もあるでしょうが、今まで長い間悩んでいた症状が数ヶ月で完治することを考えれば、少し無理をしてでも入院治療を検討していただきたいのです。

基本的には、先にご説明した一連の治療に加え、ホットパックを行います。首を温め、血行を良くすることで、ほかの治療の効果がさらに高まります。それとともに、ベッドでの絶対安静をお願いしています。首の筋肉は座っていても立っていても常に頭を支えるという仕事をしっぱなし。入院で最も大切なことは、首の筋肉を完全に休ませてフリーにして治療することです。今まで負担をかけてきた首を、頭の重さから解放してあげることが何より重要なのです。

ですから、よく患者さんから尋ねられるのですが、**パソコンの持ち込みはいっさいお断りしています**。そもそもパソコンが原因で発症したと思われる人が多いので、この際、思い切って原因を断つことが必要です。

おかげさまで、入院治療は大変良い評判をいただいています。都会とは違った空気の良さもあり、気持ちもリフレッシュされるのでしょう。のんびりとした土地で、病気を治すにはもってこいの場所だと思います。

少し症状が改善されてきた患者さんたちが、同じ病気を持つ仲間どうしということもあって仲良くなり、楽しいコミュニティが出来上がって、「家に帰りたくない！」とおっしゃる患者さんもいるほどです。また、同じ病気と戦う「戦友」として、退院してからも一緒にグループ旅行をしている人たちもいるほどです。

ちなみに食事は、瀬戸内の青魚を中心としたメニューです。脳にも、首の神経にも良く、その素朴な味もひそかな人気です。

入院治療はスタッフ全員が一丸となって、誠心誠意、患者さんのために頑張っています。この熱意は、ほかのどの病院とくらべても負けないと思います。

薬を飲んでも病気は治らない

ここまで読まれてお気づきの方もいらっしゃると思いますが、私が編み出した治療法は、薬を重要視しません。しかも治療後は、それまで飲んでいた薬を飲まなくてもよくなります。**薬をほとんど使用することなく、病気を完治させることができるからです。**そこが、ほかの病院やドクターとの最も大きな違いだと思います。

ただし、私の病院にいらした時に服用している薬がある方は、特に抗うつ剤などの場合、すぐにやめるわけにはいきません。離脱症候群を引き起こす危険がありますから、徐々に減薬していく方法を取ります。

また、激しい痛みなど、どうしても我慢ができない症状が出る患者さんには、一時的に頓服《とんぷく》や、注射の鎮痛剤を処方することもごく稀にあります。最初のうちは薬で症状を抑えつつ、首の治療を行っていくのです。ただ、それも最初のうちだけです。「痛い！痛い！」と始終口にしていた患者さんも、治療が進むにつれて薬を飲む必要がなくなっていきます。というより、自然と飲まなくなるのです。

「先生、そういえばこの一週間、もらった薬飲んでないよ」

そんな言葉を聞くことができれば、しめたものです。完治はそう遠くありません。

そもそも大部分の薬は、一時的に症状を抑えるというものでしかないのです。本当に病気が治ると言える薬は、抗生物質と、そのほか少々くらいのものです。ほとんどの薬は、根本的な治療にはつながっていません。対症療法に過ぎないのです。

例えば、皆さんは頭痛という病気を治す薬があると思いますか？　たしかに、頭痛薬と呼ばれる薬は、病院はもちろん、街のドラッグストアなどでも簡単に手に入りますが、あれはあくまでも一時的に痛みを取るだけ、いや、本来の完治という考え方から言えばごまかしているだけです。時間が経てば、再び頭痛はやってきます。その度に、頭痛薬を飲むはめになり、それなしではいられないからだになってしまうのです。終わりのない「もぐら叩き」人生です。

しかし、そういう人が意外なほど多いのです。患者さんの話を聞いていると、（特に精神科に顕著ですが）どうしてこんなにたくさんと思うほど、何十種類もの薬を処方され、朝昼晩と服用しています。それで、症状が良くなる人はいいでしょう。しかし、根本的な回復もないままズルズルと飲み続けている人が、なんと多いことか。これこそ、医療費の無駄遣い以外の何ものでもありません。多くの薬は、あくまで対症療法であり、一時しのぎであることを決して忘れないでください。

世界初の「頚《くび》ドック」を開設！

東京脳神経センターでは、「脳ドック」のコースも完備しています。稀に、脳腫瘍や脳出血、脳梗塞といった重大疾患が原因で、頭痛をはじめとした不定愁訴が起こっている可能性があるからです。ほとんどの患者さんは首が原因なので、必要以上に恐れる必要はありませんが、念のため、脳ドックで脳の精密な検査をしておくことも必要な場合があります。

東京脳神経センターで行っている脳ドックは、主に三種類あります。「簡易コース」、「標準コース」、そして「総合診断コース」です。

●簡易コース

検査には、半日かかります。「簡易」と言っても、最低限、脳に必要な検査は揃っています。検査内容は、「脳ＭＲＩ」、「三次元脳動脈ＣＴ」、「頚椎Ｘ‐Ｐ」、「血液検査」、

「尿検査」、「血圧検査」、「眼底検査」となっています。

●標準コース

一日かかるコースです。こちらでは、首のＭＲＡも撮ります。

検査内容は、「脳ＭＲＩ」、「頚ＭＲＡ」、「三次元脳動脈ＣＴ」、「頭部Ｘ－Ｐ」、「頚椎Ｘ－Ｐ」、「胸部Ｘ－Ｐ」、「心電図」、「サーモグラフィー」、「血液検査」、「尿検査」、「血圧検査」、「眼底検査」です。

●総合診断コース

このコースでは、脳血管障害、認知症などの早期発見と予防を目指しています。一泊二日で、ゆっくりと受診することができ、脳の精密な検査を行います。

検査内容は、「脳ＭＲＩ」、「頚ＭＲＡ」、「三次元脳動脈ＣＴ」、「頭部Ｘ－Ｐ」、「頚椎Ｘ－Ｐ」、「胸部Ｘ－Ｐ」、「心電図」、「血液検査」、「尿検査」、「血圧検査」、「眼底検査」、「重心平衡機能検査」、「神経心理テスト」です。

この脳ドックで脳の病気が判明した場合は、それぞれ対応していただける専門病院へ紹介を行っていますので、どうぞご安心ください。早期発見で、症状が深刻になる前に病気を治してしまいましょう。

二〇〇七年には、脳ドックに加え、**世界で初の「頚ドック」を開設しました。**今現在、「頚ドック」を受けることができるのは、世界中で私の病院しかありません。首だけを診るドックは、これまでになかったのです。

ここでは、「頚MRA」、「頚X－P」、「頚筋の診察」、「重心平衡機能検査」、「瞳孔検査」、「心電図」、「血液検査」「尿検査」を行います。首を診ると、からだ全体の健康がよくわかります。つらい不定愁訴で悩んでいた方も、これが症状を改善するきっかけになっていただければと思います。

デッドボールの死者をゼロにした「耳つきヘルメット」

そもそも私が、首こり病の原型となる研究を始めたのは、今から四五年以上も前、東京大学医学部の教官を務めていた頃のことでした。「頭と首の外傷」の研究を始めたことが、のちの首こり病の発見にいたるきっかけなのですが、少し、その頃のことを振り返ってみたいと思います。

通常は、頭に外傷を負えば、必ず首の外傷も同時に起こります。頭の外傷のみというのは、頭を完全に床の上に固定して、ハンマーで殴った時のような、ごく限られた場合だけなのです。

しかし、頭を打って脳神経外科へ行けば、ドクターは脳だけの検査をして、もし問題がなければ「異常なし」として患者さんを帰してしまうのが普通です。でも、そのような脳神経外科医は、三流と言わざるをえません。頭を打って、頸椎捻挫——いわゆるむちうち症の症状が出たとしても、それは放置されてしまうのです。

それから何ヶ月か何年か経って、たくさんのつらい症状が出てきます。首の痛みだけではありません。頭痛、肩こり、耳鳴り、めまい、腕のしびれ、原因不明の疲労感、うつ、パニック、ドライアイなど、数多くの症状に悩まされます。頭の外傷と首の外傷は、切っても切れない関係にあります。本当の原因が見過ごされ、本来、保険でカバーされるはずのものが別の病気として処理されてしまうことが非常に多いのです。

私はまず、頭の外傷から研究を始めました。**そこで実験として選んだのが、野球の**

「デッドボール」です。デッドボールであれば、ボールの大きさ、重さ、硬さが一定で、比較的、分析がしやすいと考えたからです。

当時私は、ＮＨＫにこの研究の相談をしました。すると「大変興味深い」という反応があり、研究の経過を放送させてくれるのであれば、研究費を出しましょうという話になりました。

まず、ホームベースにダミーの人形を座らせ、側頭部がストライクゾーンの真ん中に来るように設定をしました。人間が投げるボールで、最も威力のあるものはプロ野球のピッチャーです。そこでＮＨＫから読売巨人軍に頼んでもらい、選手たちに投げてもらうことにしました。余談ですが、私の恩師である佐野圭司先生は熱心な巨人ファンでしたので、とても喜んでくれたのを憶えています。

その頃は、川上哲治監督のＶ８、Ｖ９時代で、読売巨人軍が最も強い頃でした。もちろん投手陣もそうそうたるメンバーだったのですが、これが意外と、ダミーの人形に当たりません。二〇球に一球しか当たらないという有り様で、時間ばかりが経過していきます。

「フィルムはたくさんあるから、遠慮しないで使ってください」

そう言っていたNHKのディレクターも、さすがに青くなっていました。当たらないと、高速度フィルムがぜんぶ無駄になってしまうからです。

それを見かねてか、現れたのが王貞治選手です。なんと「私が投げたほうが、当たる確率が高いですよ」と申し出てくれたのです。

ピッチャーよりも？　と私は一瞬思ったのですが、王選手が早実時代にピッチャーとして甲子園で活躍したのを知っていましたので、ぜひ投げてくださいと頼みました。スピードは現役投手より落ちましたが、それはそれは当たりました。その現場にいた人はみな、王さんのコントロールの良さにびっくりしていましたね。世界のホームラン王の偉大さを感じたひとときでした。そんな王さんの協力もあって、実験は無事に終了。その模様は、NHK総合テレビで放映されました。

放送の翌日、当時の通産省から電話があり、これが基となって、**現在の野球選手には当たり前となっている「耳つきヘルメット」の基準が作られました**。全国調査を行ったところ、それまではデッドボールによる死亡例が、毎年数件発生していました。しかし、この「耳つきヘルメット」により、それがなくなったのです。これは、私のキャリアの中でも、大きな業績のひとつだと自負しています。

この時の実験は、以後の私の研究に大きな進展と自信を与えてくれました。この実験から頭部外傷時には首の異常が起きることを学んだのです。

CTスキャナの開発秘話

私のもうひとつの誇れる業績は、CTスキャナの開発と、その普及です。

かつて脳卒中が、我々日本人の死因、第一位であった時代がありました。今では第四位にまで低下しているのですが、これはCTスキャナという画像診断が導入されるようになってからのことです。

私は全身用CTスキャナの、世界で最初の開発者チームのひとりです。その開発に携わったのは、東京大学の医局にいた頃、米国留学の話が持ち上がったことがきっかけでした。

私の留学は、一九七三年、米国ニューヨーク・アルバート・アインシュタイン医科大学のモンテフィオーレ病院から始まりました。

脳腫瘍の分野における世界の二大トップ、アルバート・アインシュタイン医科大学の創設者であるジンマーマン博士と、そのもとで研究をしていた平野朝雄博士のおふたりに、私は師事させていただきました。当時、このおふたりのもとには、世界中から難しいとされる症例が数多く集まっていました。そんな環境で、私は脳腫瘍の診断研究と脳の基礎研究を行っていたのです。

米国では研究につぐ研究の日々。しかし、その日々は忙しくとも楽しい毎日でした。翌日の研究のことを考えると、待ち遠しくてしかたがなかったのを憶えています。

日本を出る直前、私は「英国で頭部専用CTスキャナが開発された」という話を聞いていました。

すでに私がアメリカへ旅立つ前から行っていた研究で、複雑な脳の血管をコンピューターで解析し、脳の血管を立体的に撮影するという、当時としては画期的な画像診断でした。さっそく私は、片っ端から資料を集め始めました。そのうちに、このCTスキャンこそ自分が長年求めていたもの、そして、日本の医療を大きく変える画期的な発明だと直感したのです。

私は当時、東京女子医大の初代脳神経センター所長だった喜多村孝一教授に、CT導入の方法を教えました。こうしていつでも日本初のCTスキャナを導入できる道筋を確保した上で、アメリカへと渡ったのでした。

チャンスは意外と早く巡ってきました。米国でも、世界で最初の全身用CTスキャナの開発が行われることになり、私が開発メンバーのひとりに選ばれたのです。私はメンバーで最年少でした。**このCTスキャナ開発こそ、のちに首こり病を発見することにつながる、私の大きな実績となりました**。ですから、今現在、画像開発の分野で私より長い経験を持っている人は日本だけでなく世界にもいないと言えるのです。

こうして一九七四年、場所を替え、ワシントンのジョージタウン大学にて、CTスキャナの研究開発をする日々が始まりました。

我々の研究開発は、コンピューター断層撮影原理の発見者、アラン・コーマック教授の原理に基づいて行われていました。開発中、私はコーマック教授と親しくなり、「先生、もうすぐノーベル賞が来ますね」と冗談を言っていましたが、その冗談は、私が日本に帰った後の一九七九年に現実のものになりました。本当にノーベル生物学・医学賞を受賞したのです。ノーベル賞の選考委員会は、先に開発したイギリス・EMI社のスキャナ開発者ハンスフィールドより、コーマック先生の研究成果を重く見て、受賞者を「コーマック&ハンスフィールド」としたのでした。

コーマック先生はとても喜んで、「あの時、君が予言したとおり、ノーベル賞が来ました」と手紙をくれました。この原理は後のMRIやPETといった画像診断技術の進歩につながっていったのでした。

この開発の噂は遠く日本にまで広まり、各企業や大学教授が、ツアーを組んで我々のもとを訪れることが多くなりました。

同時に放射線科、脳神経外科のドクターたちも、こぞって米国を訪れるようになったのです。私は、彼らのひとつひとつの質問に対して真摯に向き合い、説明やアドバイスを買って出ました。それは彼らの口調がとても熱心で、並々ならぬ期待にあふれていたからという理由もあります。

人数が多い時には、ジョージタウン大学医学部の階段教室を借り切って、日本の主な放射線科の教授にレクチャーをしたのを憶えています。正確な診断をするための使用方法、機械の詳細、そして何よりこのＣＴスキャナの素晴らしさ、これからの日本医学界においてどれだけ必要性があり、有用であるか……そんなことを、一生懸命になって伝えました。訪問団の人たちの反響は、かなり大きなものでした。皆、私のレクチャーに、熱心に耳を傾けてくれたのです。

同じ頃、私は日本の学会に招待されて特別講演を行いました。英国「ＥＭＩ頭部専用スキャナ」の開発者であるＣＴの権威、アンブローズ教授とともに、米国から全身用ＣＴスキャナの開発者として、日本脳神経外科学会と放射線学会で講演をしたのです。これが日本での画像診断に関する最初の講演でした。日本でも反応は上々でした。私は、画期的なビッグプロジェクトに参加できたことに、大きな幸せを感じていました。

こうして忙しい日々を過ごしながら、米国でのＣＴ開発・研究は進んでいきます。私は何より早く、日本にもＣＴスキャナが導入されればと考えていました。

ＣＴスキャナの普及世界一の達成で脳卒中の死亡例が激減

そしてついに、東京女子医科大学が私の教えた方法で、日本で初めてＣＴスキャナ、ＥＭＩスキャナを導入しました。そのあと、関東逓信病院と東京逓信病院に、私の開発した全身用ＣＴスキャナ（ＡＣＴＡスキャナ）を紹介、導入させました。中でも東京逓信病院は、早い時期から画像診断の拠点となりました。のちに田中角栄元総理が倒れた時も、すぐに脳梗塞の診断ができ、予後の状態が比較的良好だったのもＣＴスキャナがその威力を発揮したからでした。

この時、私は「日本の医療の新しい一歩が拓《ひら》けた」と感じていました。

しかし私は、まだ終わらない、終われない、と思いました。米国でＣＴスキャナ開発という成功をおさめた私は、次のステップとして、国産のＣＴスキャナ開発に向けて動き出したのです。

なぜかといえば、英国製や米国製のＣＴスキャナは、一台三億円という非常に高価なものだったからです。次から次へと新たな機能を付ける研究開発にしのぎを削り、価格が吊り上がるばかりでした。そのため、当時日本では、一〇〇台以上は売れないだろうという、悲観的な見方をされていました。

これでは多くの患者を助けることができません。いったいなんのための、誰のための開発だったのか？

私は発想を変えました。大切なことは、脳卒中の患者さんが、脳出血なのか、脳梗塞なのか、それをできるだけ早く区別すること。新しい機能はなくても、通常の検査に必要な機能さえあればいいのです。

ＣＴスキャナが導入される前までは、脳卒中で倒れても、脳出血と脳梗塞の区別がつきませんでした。そのため、治療をすることができなかったのです。

脳出血の場合は、血管が破れることにより、血液が血管から外へもれていきますので、血液を凝固させる薬剤の使用が必要です。

逆に脳梗塞の場合は、血管内で血液が凝固しているわけですから、その凝固を溶かす薬剤を使用しなければなりません。どちらも同じように脳の疾患で倒れていても、治療法はまったく正反対です。正確な診断なしに加療して、もしもそれが間違っていたら、とんでもないことになります。何も治療しないより、悪い結果を招くわけです。

ＣＴスキャナの基本機能であり、最大のメリット――それは、**脳出血と脳梗塞の区別が完全にできることでした**。

初心にもどり、私は奔走《ほんそう》しました。国産化をするメリットを、東芝、日立、島津、横河の四社の関係者に説いて回りました。日本全国いたるところで、ＣＴスキャナによる検査を受けられるようにしたい一心でした。

海外製の一〇分の一ほどの価格で販売できる機械を作ることを、繰り返しアドバイスしました。

「三〇〇〇万円を切る価格のスキャナが開発できれば、日本には一万台の需要があるから！」

そう、ハッパをかけ、各メーカーに「宿題」を出したのです。

一番に「先生の宿題をクリアしたので見に来てほしい」と連絡してきたのは東芝でした。そこで、東芝の那須工場に見にいきました。そこで西川工場長の説明を受け、私の「宿題」がクリアできていることを確認しました。ただ、画質の面では不満がありました。すでに「第三世代」と呼ばれる画質のいいタイプのものが主流になりつつあったのですが、その試作機は「第二世代」を採用していたからです。私は、できることなら第三世代を使ってほしいとアドバイスしました。こうして、普及に主眼を置いた国産のCTスキャナが出来上がっていったのです。

その後、私が言ったとおり国産CTスキャナが出回るようになり、多くの脳卒中の患者が救われました。また、「一万台の需要がある」と私の言ったとおり、その目標は、一九九三年に達成しました。さらに二〇〇〇年に入ってからは、その二倍以上の数が普及することになりました。ようやく日本に、革命的な新しい医療の道が拓けたのです。

その普及スピードには目覚ましいものがありました。日本全国津々浦々にあまねく導入され、世界でまったく例のないダントツの普及を達成し、全世界の関係者を驚かせたのでした。

脳卒中は時間との勝負です。発症して診断までに時間がかかってはいけません。そのためできるだけ近いところにCTがなければならないのです。

CTスキャナが使えるようになる3ヶ月前のことです。こんなエピソードがありました。

一九七五年五月、佐藤栄作元首相が、築地の料亭『新喜楽』で、脳卒中で倒れた時のことでした。救急隊員が料亭にかけつけたのですが、そこから動かすことができませんでした。当時、まだ日本ではＣＴスキャナが使用できなかったので、脳出血なのか脳梗塞なのか区別ができません。なので、病院に運んでも治療ができないため、そのまま寝かせておくしかない時代でした。

東大から当時内科の第一人者だった冲中重雄教授が診察に行きましたが、四日間寝かされたままでした。残念ながら、佐藤元首相は診断がつかないままその翌月に亡くなられました。享年七四でした。

今ではこういったこともなく、発症後すぐに病院に搬送し、ＣＴスキャナなどで検査、脳出血か脳梗塞かを、すぐに区別することができるようになりました。

まだ一般に血管内手術が始まる前のこと、松井病院でも、脳梗塞を発症して三〇分以内に運ばれてきた五〇歳の患者さんが、右半身マヒで失語症であったのに、当院独自の血管内手術で血液の固まりを溶かしたら、直後に言葉がしゃべれるようになったこともあります。マヒもなくなり、まったく健康な状態に戻ったのです。発症後、三時間以内のことでした。この時間を、「脳梗塞のゴールデンタイム」と言います。

頚性神経筋症候群のお話とは脱線しますが、もしあなたや、あなたの家族が脳卒中になったら、次の四つのポイントを備えた病院選びをしてください。病気はいつやってくるかわかりません。その時になってあわてないためにも、頭の片隅に入れておくことをおすすめします。

「CTスキャナ、MRスキャナのいずれかがある」

「脳の手術ができる」

「リハビリ設備が完備している」

「できれば血管内手術もできる」

この中でもリハビリは、できるだけ早く、即日からでも始めなければいけません。筋肉などが固まって、元に戻るのが遅くなってしまい、からだが不自由になることにつながりかねません。

患者さんをひとりでも多く助けるために

ＣＴスキャナの普及を見届けた私は、一九六八年から始めた私のライフワークのひとつ、むちうち症の研究を再開しました。一九七七年のことでした。それが首こり病の発見へとつながっていくのです。

むちうち症の患者さんは、おおむね首の痛みをはじめ、全身にさまざまな症状があらわれます。そして、終わることのないワンダリングを繰り返します。そんな患者さんたちが、当時たくさんいました。

「根本的に治す方法はないのだろうか？」

そう考えた私は、むちうち症に本格的に取り組むために、生まれ故郷の四国に病院を設立することにしました。首の筋肉の治療には次々に可能性のある機械を購入しなければなりませんが、大学病院ではそれが不可能だとわかったからです。首の筋肉の治療ができる病院を作らなければならない――それを実現したのが現在の松井病院です。こうして私は、自らの病院でむちうち症の研究ができるようになりました。

そのうち、むちうち症で患者さんにいろいろな症状が発生しているのは、首の中にある自律神経の異常から来ているのではないかということがわかってきました。首の筋肉のトラブルであるむちうち症は、不定愁訴と言われる症状がたくさん起こり、原因が掴みにくい病気です。症状を訴えたところで治療方法がないともされています。今から考えれば、まるで首こり病の患者さんのようです。

ある日のこと、私が患者さんの首を触診していた時、突然、あるポイントとなる場所を見つけたのです。

「ここだけ、筋肉が硬くなっているな……」

私はたくさんの患者さんから症状をヒアリングして、それをリストにしていきました。今まで誰もやったことがない、気が遠くなるような途方もない作業ですが、データを集め、研究を続けていくと、症状は、私が発見した首のポイントを治療することで消えていくことがわかったのです。

最初は三つから始まったポイントも、九ポイント、一〇ポイント、二四ポイント、そして現実は三四ポイントにまで増えました。当時と比べポイント数も増え、非常に緻密な診察ができるようになっています。

ちなみに私は、触診をしていて異常を見つけると、それがどのくらい古いものなのか長年の経験ですぐにわかります。

「これは、三〇年前に痛めたものですね」

私が患者さんに聞くと、「あ、そういえば、その頃に交通事故を起こして頭を打ったことがあるんですよ！」などと、患者さんが忘れていることまでわかるのです。そして時は流れ、私はむちうち症だけではなく、頭痛、めまい、うつ、慢性疲労症候群など、不定愁訴とよばれるほかの病気の原因も、首にあることを突き止めていきました。

原因がわかり、新しい治療方法を見出した私は、東京大学の恩師である佐野圭司名誉教授にご相談し、「頚性神経筋症候群」という病名を付けるにいたったのです。この発見まで、実に三〇年以上の月日を、研究に費やしてきました。

この研究結果は、二〇〇四年一〇月、名古屋で開催された日本脳神経外科学会で初めて発表し、大きな反響を呼びました。テレビや雑誌の出演オファーも、次々と舞い込むようになりました。

治療法を確立し、拠点である東京脳神経センターを作った今、あとはこの病気をより多くの人に知らせ、苦痛にあえいでいる人をできるだけ救うことが、私のミッションだと思っています。

今、この病気のことを知っている人は、まだまだ早耳な情報通の方たちばかりでしょう。私はそれこそ、日本人の常識として誰もが知っているという状態に定着するくらいにまで、広めたいと思っています。

そして、今の間違いだらけの医療を、なんとかして変えていきたい。さらに何より、ひとりでも多くの人の病気を治すため、生涯現役を目指して頑張っていこうと、決意を新たにする毎日です。

第5章 「病気が消えた」体験談

次はあなたの番です

この章では、実際に治療を受けた患者さんの体験談を紹介します。プライバシー保護の観点から、若干の修正を加えていますが、おおむね原文のとおりと考えていただいてかまいません。また、東京脳神経センターで加療した主な患者さんの症状と、他覚的（患者以外の人が客観的に病気の症状をわかること）異常所見は、東京脳神経センターのホームページでも随時掲載していますのでご覧ください。

◇　◇　◇

●幼少期から苦しんだ頭痛と「うつ」から解放（二六歳・女性）

幼稚園に通っていた頃から頭痛・頭重感があり、疲れると気持ち悪くなっていました。中学生になり、朝起きられずに動けないことから病院に検査を受けにいきました。その結果、『起立性調節障害』と診断されました。治療法はなく、成長期が過ぎれば治るでしょう、とのことでした。

しかし、高校生になっても、二四時間途切れる事なく頭痛がして、常にヘルメットをかぶらされているような状態になりました。

毎日、からだは鉛のように重く、力が入らず、意識もはっきりとしない状態でした。毎朝母親にからだをさすってもらい、何時間も夢と現実を行ったりきたりしながら、沼から這い出るようにして起きていました。

病院にも行きましたが、頭痛には鎮痛剤、吐き気には吐き気止めなど、薬が出されるだけでした。メンタルクリニックにも行きましたが、先生との話も噛み合わず、通院するのをやめました。

病院に行く度にわかってもらえず傷つくので、治療することをあきらめてしまい、ずっと体調が悪いまま過ごしました。

大学では頭が割れるように痛くて吐き気がしたり、動けなくなったりすることが多くなりました。整体、マッサージ、漢方薬なども試しましたが効果はありませんでした。

最後には頭が痛くて、だるくて、常に疲れ切っていて、横になっていることしかできなくなってしまいました。いつまでも続く体調不良に耐えきれず、うつ状態になり、なんでこんなにつらいのに生きていかなければならないのかわからず、死んでしまいたいとばかり考えるようになってしまいました。

松井病院へ入院してからは、ひと月ほど経つ頃にまずうつ症状がなくなり、その後、微熱・めまい・吐き気といった症状の頻度が少しずつ減り、なくなりました。

そして、自分でも信じられないことに、朝起きてすぐに動けるようになり、からだが軽い日が増えていきました。倦怠感がなくなった時に、今まで自分がどれほど重いからだで生活してきたのか、初めて知ることができました。

入院して三ヶ月経つ頃、初めて頭痛がまったくない日がありました。私にとっては物心ついてから初めての経験だったので、「頭痛がない世界はこんなにも楽で明るいものなのか！」と本当に驚きました。

松井先生がこの病気を発見してくださらなければ、それはずっと続いていき、いずれは自殺してしまっていたと思います。

以前の私と同じように、「みんなと同じことができないのは自分が努力していないからだ」と自分を責めている人に、その苦しみには解決策があるのだ、ということをぜひ知ってほしいと思います。「それは病気なんだよ」「大丈夫、治療すれば楽になるんだよ」と教えてあげたいです。

終わりのない苦しみから救っていただいたことに、心から感謝しています。ありがとうございました。

●違うと感じながら、うつ病の薬を処方されて……(四九歳・女性)

私が最初にからだに違和感を覚えたのは一四年前のことです。そして普通に日常生活を送れなくなったのは九年前のこと。どんな医師の診断や治療も自分のからだの不調を治すものではないと感じつつ、なんの病気かわからぬまま、むなしく月日は不毛な治療とともに過ぎていきました。

この期間のことを思うと今でも口惜しく悲しい気持ちになります。データ(血液検査、

ＭＲＩ、ＣＴなど）という形にあらわれない症状に苦しみつつ、医学の素人である私がその病名を突き止めるには、かなりの時間と苦労が伴いました。

周囲の理解やサポートを得られないまま、病名がわかるまでの最後の一年半は寝たきりのたったひとりの闘病生活——心身ともに疲れ切り絶望して生きることをあきらめかけていました。

そんな時、たまたま手にした雑誌に載っていた松井先生の記事が目に止まり、劇的な回復を経て今日があります。この体験レポートが今もさまざまな症状に苦しんでいる患者の皆様の一助になればと願ってやみません。

私の場合、最初の自覚症状は目でした。目がくらむようなものがあって、文字を読むことができなくなり、集中力もなくなっていきました。

そのうち、どんな光もまぶしく感じ、テレビ、パソコン、携帯電話をまったく見ることができなくなりました。それと同時に目を動かしたり、動いているものを見たりすると得体の知れない具合の悪さに襲われるようになり、横になっていなければならない時間が次第に長くなりました。

地震で頭が揺れているように感じるのか、自分の目がくらんで視界が揺れているのか、最後のほうはわからなくなっていました。

中でも「目の奥の引っ張り」の症状が出ると頭を動かすことさえできません。鼻、こめかみのしびれ、目の奥のつらいところから、からだ全体に滝のように流れる倦怠感とだるさ。このだるさがすさまじく、からだがだるさにのっとられてしまうのではないかと思うくらいの激しさで……。

言葉で表現しにくいのですが、からだが重く、溶けてなくなってしまうのではないかと思うほどで、「だるい」などというような軽い言葉では表現しきれないつらさがありました。

からだがあまりにつらすぎて、どこが悪いのか自分でもわけがわからなくなっていました。そのほかの症状として、目の乾き、首すじのしびれと痛み、頭と首の境目部分の痛み（立ち・座りの姿勢をとるだけで相当なしびれと痛み、それから目のくらみがともないました）、一日中続くキーンキーンという頭鳴り、四六時中続く咳《せき》と痰《たん》。

ほかにも、不眠、ひどい肩こり、肩甲骨の痛み、下痢と便秘、食欲の著しい低下、悪寒、手足の冷えなど。風邪を引きやすく、冬はまさに鬼門でした。

最終的に私を追い詰めたのは、長い時間座ったり、短い距離さえ歩くことができなくなったことです。自宅マンションから二分ほどしか離れていないコンビニに行くことができなくなった時は、もう終わりだなと思いました。

歩くと背中がばらばらに崩れ落ちるのではないかと思われるほどの、痛みという感覚を超えた感触。それはまるでひびの入ったガラスが割れて粉々になってしまうような感覚で、これもまた表現しようのないほどのつらい症状でした。

私の場合、最初は内科にかかり、目の症状があったため眼科へ行き、それから脳外科の検査を受けました。データで症状が測れないわけですから、結局ストレス性（便利な言葉です）のものであるという以外の説明はなく、説明にもなっていない説明しか受けられなかったことばかり。

かかった医師も二〇人は下りません。医学の専門家の意見とは思えないようなものもたくさんありました。中でも印象的で今でも心に残るコメントは「遊んで気晴らしをすれば治る」「運動不足」「寝過ぎなのではないか」といった内容のものです。

からだが思うように動かせずに苦しむ患者に、なんという無配慮なコメントでしょうか。一流だからと言われてかかった病院の脳神経内科の医師から、「うちであなたにできることは何もありません。精神科へ行ってください」と切り捨てられるようなことを平気で言われたこともあります。

どんなに説明をしても理解をしてくれる医師がいない。治療法はおろか病名さえわからない日々。症状は進んでからだは不調をきたすばかり。いつまで経っても健康な生活へ戻るプロセスに自分が乗っていないことへの不安と焦り、苛立ち。

どんな病院にかかっても結局は精神科へ回される。心の病ではないと感じつつも、精神的なことがからだの不調の原因であるのなら治療を受けなければと、わらをもつかむ思いで精神科にかかっていた時期もあります。

心療内科では「軽いうつ病」、精神科では「神経症」という診断を受けました。睡眠導入剤、抗うつ剤の処方を何種類も受けていたため、ふらふらの状態になっていた時期は五年ほどです。

薬の影響でいつもからだがだるく思考力がなくなっていました。精神科の病気ではないのに薬の処方を受けていたのですから。あのまま必要のない薬を飲み続けていたらと思うと恐ろしいです。

会って間もないというのに、「あなたはこういう人だ」と決めつけ口調で言われるなど、不快な思いをし、精神的に追い詰められ、心を疲弊させていきました。

体調は悪化するばかり、天井だけを眺めて過ごす一日。長くて先の見えない闘病生活に疲れ切っていました。病院へ行けば行くほど、医師の言うことを聞けば聞くほど悪くなる。白衣を見ると嫌悪感が走り、私にとって病院はもはや悪いからだを引きずってまで行くところではなくなっていました。

首の痛みは常に訴えていましたが、私の言葉に耳を真剣に傾けたり、私の持つ特異な症状に着眼してくれる医師に出会うことはありませんでした。

とうとう自宅マンションでひとり暮らしができないまでに悪化し、ある病院に運び込まれてその病院の内科に入院することになりました。その入院中に手に取った雑誌が大きな転機でした。今思えば、私は無宗教ですが、神さまが「あきらめてはいけない。生きなさい」と手を差しのべてくれたのかもしれません。

「頚性神経筋症候群」

雑誌に載っていた問診票の三〇項目中、私が該当していたのは二四項目。「間違いない……私は心の病ではない！　この病気であると診断されればそれを証明できる！　治療法もある！　健康への道が拓けるかもしれない！」

生きる力を失いかけていた私に一筋の光が差した瞬間でした。東京脳神経センターの門を叩いたのが二〇〇九年の六月のことです。入院したのが一一月。完治の退院を迎えることができたのが年明けて二〇一〇年六月でした。

入院生活は集中的に治療を受けることができるという点で最高の環境です。もちろん、個人差はありますが、治療を受けることによってからだが刺激されるのですから、体調が一時的に悪くなることもあります。しかし、私には確信がありました。緩やかながら右肩上がりの治り方をしていると実感していたからです。

入院中はとにかく先生方のご指導を守り、安静を心がけました。

私には闘病中、心に抱いた夢がありました。「またお日さまの下を元気にまっすぐ歩きたい」というものです。健康であるならばなんでもないことなのでしょうが、何年もからだをタテにするだけでつらい症状に苦しんできた私には大きな夢でした。

家族はおろか周囲にまったく理解されることのなかった悲しい日々、どんな病院へ行こうが報われず理不尽なことを言われ続け、精神科にかかり、薬漬けで治っている実感のない日々を思い返すと、真っ青な空の下、太陽の光を浴びて、まっすぐ歩きたいだけ歩いたあの日のことを一生忘れることはないと思います。

うつ病などの心の病ではないのに、精神科で治療を受け続け、疲れ果て絶望して自殺される方がたくさんいるという話を聞きました。私は幸運にも松井先生の治療のことを知ることができましたが、もしあのまま首こり病のことを知らなければ、私もその中のひとりになっていたかもしれません。

あきらめかけていた人生を再開できるチャンスをくださった松井先生、入院中サポートしてくださったナースの皆さま、毎日の治療を丁寧にそして懸命にしてくださった理学療法室のスタッフの皆さま、心から感謝いたします。

最後にこの体験を読んでいらっしゃる、おそらくさまざまな症状で苦しんでいる皆さまへ。健康への道のりは決して平坦なものではありません。入院をしてもなかなか治療の効果を感じられない時期もあります。しかし、周りの意見に振り回されることなく「絶対に治るんだ」という強い信念を持って病と闘ってください。皆さまが健康なからだを取り戻すことができますよう心から願い、ここにエールを送ります。

●毎日一六時間パソコンと向き合っていたSE（五〇歳・男性）

就業中に、突然地震のようにからだがゆらゆらと大きく揺れる「めまい」を感じ帰宅。三日間起き上がれないほどの寝たきりで過ごしたのが始まりです。

（1）A病院整形外科……むちうち症と言われ、両肩に太い関節注射をされました。しかし、症状はまったく改善されませんでした。

（2）頚椎専門整形外科……「日常生活に支障ない」のひとことで、めまい症状への所見は何もありませんでした。

（3）めまい専門クリニック……点滴と投薬で症状がやや落ち着いた頃、脳のCT検査を受けましたが特に異常は見つからず、原因については明確になりませんでした。

(4)眼科……目が疲れやすく、眼球奥に後頭部側から刺すような痛みがありました。診察では、眼球そのものに異常なしということでした。この頃は、頭痛もひどくなっていました。鉢巻できつく締めつけられたような感じで、起床とともに始まり、就寝するまで止むことはなく、眠れない夜が多くなりました。

(5)神経内科……「脳ドック」を受けました。検査結果は異常なし。頭痛は薬を飲めば三週間ほどで消えるとのことでした。たしかに、薬を飲んだ後は頭痛が止み、眠れるようになりましたが、一時的なもので翌朝には再び出現し、消えませんでした。

そして、東京脳神経センター。妻がインターネットで東京脳神経センターを見つけました。「三〇項目の問診票」を見て驚きました。今まで受診した各医療機関でほとんど問われたことがないものだったからです。答えた「はい」の数は、一八個。

そして「頚ドック」を受け、北條俊太郎先生から告げられた病名は、「頚性神経筋症候群」。原因と治療方法についてくわしい説明を受けました。

私はシステムエンジニアです。二〇年、毎日一〇時間から一六時間パソコンに向かってきました。現状では通院しても完治は望めないが、入院して治療を受ければ必ず治ると確信しました。

その後、松井病院に入院。「安静を保つ」、「首の筋肉を休めること」を強く申し渡されました。

三週間が過ぎた頃、症状は減っているものの頭痛や眼痛には変化がなく、「首を休める」ことが実際にできているのかどうか考えました。治療以外は病室でテレビを見て新聞を読み、携帯電話を使用している状況は、治療の効果を妨げていると気づきました。「首の筋肉を休める」ことに対する考えの甘さを痛感した私は、テレビは見ない、新聞も読まない、携帯電話も封印しました。ベッドに横になっている時は、考えごとも止めるようにしました。

五週目から症状が和らぎ、六週目には頭痛を感じない時間が長くなっていました。そして、入院から四七日目のこと、起床時からすべての症状を感じることなく消灯まで爽やかな一日を過ごせました。それは以前の健康だった頃を思い出させてくれるような感覚でした。

それから院長先生の診察を受けました。「症状が消えた?」と触診。「ここは良くなった。ここも痛くないね」触診終了。「トンネルの出口がはっきり見えたね。予想は四ヶ月だったけど、そんなにかからないよ」と、自分のことのように嬉しそうに話してくれました。

頚椎のX線画像では、ストレートだった骨の並びが、一見して曲線を描いているのがわかりました。入院から七七日目、すべての症状が消えました。

退院してから一ヶ月。退院の翌日から通院治療を受けています。昨年より出勤し、徐々に勤務日数を増やしつつある中、症状はまったく出ていません。やがて自信をもって職場に完全復帰できるものと考えています。

入院して驚いたことは、患者数の多さ、また、一〇代から二〇代と若い人の割合が高いことです。この病に苦しむ方々は全国にいると思います。今後、この病を診る、治療できる医療機関が増えていくことを切望します。間違いなく完治して戻ってきた人間がここにいます。

●四度の追突事故被害から快復までの道のり（三十歳・女性）

今回、退院するにあたり、これまでの経緯を書き記す。

まず、私は事務職をしており今の職場に勤めて一一年目になる。毎日パソコンとのにらめっこだ。入社した年、車の追突事故によりむちうち症と診断され、半年間、整形外科に通院し電気治療を続けた。一九歳だった。翌年、再び車の追突事故と合わせて生身のからだで車に追突され救急車で運ばれた。幸いにも全身打撲とむちうち症だけで済み、半年間、整形外科で電気治療を受けた。二二歳の時、首・肩・背中のこりを感じ始めた。その頃、職場が転勤となり女ひとりで事務全般をこなしていた。仕事を終え、自宅に帰るのがいつも夜中の一二時頃だった。心身共に休まる時間はなかった。翌年二三歳、三回目の追突事故。全身打撲とむちうち症で3ヶ月間整形外科の電気治療を受けた。毎日の仕事に追われ通院期間も短くなった。

四年後の二七歳。四度目の車の追突事故にあった。この時が車とからだのへの衝撃が一番大きく、前回同様、三ヶ月間整形外科の電気治療を受けた。この頃からからだ中に不調が出始めた。吐き気、耳鳴り、頭痛、眼痛、首から背中への痛み、冷え症、立ちくらみ、顎関節症……休日は起き上がり動くことすらできず、食事の時以外はベッドでひたすら横になっていた。家事や外出する気力もなく、いくら睡眠をとってもからだのだるさが抜けることはなかった。今まで以上に夜遅くまで残業する日が続き、朝目が覚めてから就寝後の夢の中でも頭の中は仕事のことがいっぱいだった。頼る術として指圧、整体、マッサージに頻繁に通った。最初の事故から一〇年後の平成二六年四月に熱が出た。風邪症状は特になく、微熱とからだのだるさで動けなくなり四日間休暇をとった。

だるさは抜けなかったが、仕事に復帰しその日も夜中まで残業した。翌日、歯茎が猛烈に痛みだし口が開かなくなり、歯科医に行った。生理周期ではないのに不正出血が始まった。微熱が出た際に内科から処方された薬、歯茎の痛み止めの薬、生理痛の薬、一度に一〇種類以上の薬を服用していた。四月三〇日の夜、突然経験したことがないめまいが始まった。地面が揺れ、頭がぐるぐると回転し嘔吐。人との会話が困難になり、思考停止状態。恐怖だった。

五月二日の夜倒れこんだ。それを機に体調が悪化。耳鼻科へ行きメニエール病と診断された。二週間経っても症状は変わらず、県立医大の耳鼻科を紹介されるも耳に異常はないと診断され神経内科を受診。一ヶ月通院したが効果は見られず、「ストレスだ」「仕事に行きたくないだけじゃないか」などと医師に言われ診療内科を紹介された。抗うつ剤など処方されたが一度も服用しなかった。この時点で、症状はめまい、吐き気、耳鳴り、頭痛、眼痛、光の眩しさ、手足の冷え、しびれ、胃腸障害、動悸、不眠。この間、急性胃腸炎、急性膵炎で一〇日間入院している。そんな時、勤務先の社長が松井先生の記事を読み、東京脳神経センターを紹介された。ワラにもすがる思いで平成二六年八月に東京脳神経センターを受診。松井先生に重症中の重症であると診断され、平成二六年一〇月二〇日松井病院へ入院する。

入院初日、さっそく電気治療が始まった。

入院三日目、落ち着いていためまいが強くなり、治療室から病室まで戻るのに一五分かかった。下膳やお風呂もやっとの思いだった。不眠が続き、眠剤を飲み始めた。入院二週間目、食事中に腹痛を起こすようになった。痛みが激痛に変わり過呼吸を起こす。入院内科を受診し異常なしと判断され、婦人科の先生が長期出張だったため受診を待つのにそれから二週間経った。診断の結果異常なし。

入院一ヶ月目、三階の病室に上がった。三階は二階のように騒がしくなく静かで臭いもなく、部屋は広々としており快適であった。この頃、食欲がなく体重が減少。ご飯をお粥に変え、リンゴをすりおろし、お粥を二～三口、すりおろしリンゴ1／4を一度に食べるのがやっとだった。胃腸やお腹周りが全体的に痛み、下痢が続き電気治療もまともに受けられなかった。治療を休んだり、治療途中でパニックを起こしたりの繰り返し。そのうち、手足に湿疹ができ痒くて夜も眠れなかったが、湿疹は二週間ほどで消えた。手足の冷えやしびれを感じなくなり、吐き気や動悸もなくなった。入院前は、めまいで人との会話ができなくなっていたが、スムーズに会話できるようになった。めまいも手すりをつかみながら歩いていたが、自分でまっすぐ歩けるようになった。人間関係や仕事から解放され、イライラや不安感・焦りもなくなり、ここ数年感じたことのない安心感と穏やかな日々を送っていた。

入院二ヶ月目、常にあっためまいの頻度が少なくなり、エレベーター移動を階段の上り下りへ変え歩ける距離が長くなった。食事も魚の白身部分を食べる練習を始めた。横っ腹の張りで電気治療の数値はなかなか上げることができなかった。

入院三ヶ月目、横っ腹の痛みが和らぎ、治療の数値を少しずつ上げた。首や肩、背中の痛みやホットパック中の熱さを感じるようになった。そのほか特に変化はみられなかった。

入院三ヶ月半目、めまいをまったく感じなくなり、小走りも無意識にするようになっていた。耳鳴り、頭痛も消え眠剤を飲まなくても朝まで目が覚めなかった。食事も魚以外のおかずを食べる練習をし、完食するまでになった。胃腸、腹部の痛みもない。自分で体調・体力ともに回復傾向にあることを感じ、治療数値を一気に上げた。しばらくすると、体のだるさが抜け、眼痛が消え、光の眩しさと音の敏感さが軽減された。

入院四ヶ月目、気力、意力がわいてきた。理事長診察前ということもあり、仕上げに入ることを決意。今まで週三回通院していたすっきりセンターを週六回に、週三回は一日二回通院する日を設けた。からだの張り、こりの箇所を自分で把握し徹底的に治療に専念。今まで以上にホットパックで首から背中を温め、治療時間以外はベッドで過ごし、夜九時に就寝の生活を続けると首から背中の痛み、こりが消えていくのを感じた。人の声や音でパニックを起こすことが多々あったが、パニックはなくなり音もさほど気にならなくなった。

入院四ヶ月半目、理事長診療で九割完治と診断された。ストレートネックのまっすぐだった首もレントゲンでは曲線を帯びていた。一ヶ月半前の理事長診察の触診の際、押される個所がすべて激痛で椅子から転げ落ちそうになっていたが、最後の触診では痛みを感じなかった。そして入院約五ヶ月目に退院する運びとなった。

問診票の該当項目は入院当初二五個であったが、現在二個。体重六ヶ月で八kg増加。入院前の平均体温は三五℃台、入院後の平均体温は三六℃台になった。退院までに完治には至らなかったが、これまで意識していたことは、この治療を信じ絶対に治ると信念を貫き通したこと。忍耐、気力、意地が大きな要因だった。我慢強く、完璧主義な性格が背景にあると考える。そして、病気を理解し合い信頼できる仲間に支えられたこと。今後はマイペースさを保ち、自分のからだを労り、周囲に病気のことを理解してもらう必要がある。私の経験談を読み、今苦しんでいるひとりでも多くの人が、勇気を出し治療に望み、笑顔でここを去る人がいてくれることを切に願う。この度は本当にお世話になりました。感謝致します。

●人格まで変わってバラバラになった家族が幸せに（三七歳・女性）

私は一三歳と四歳の娘を持つ母親です。一〇年ほど前から、めまい、ふらつき、首の痛みに悩まされてきました。

内科や耳鼻科、脳外科で診てもらいましたが、異常がなかったので栄養のバランスが悪いのか、疲れから来るものかと思い込んでいました。

当時、上の子が幼かったので体調が悪くても育児と家事のため休む暇はなく、その後も症状はひどくなり、目のかすみ・疲れ・乾きも感じ、眼科にも通いましたが、ドライアイの点眼薬をもらうだけでした。さらに胃炎や下痢の胃腸障害も出て、生理も不順になり若年性更年期ではないかと病院に通う日々が続きました。どの病院からも「様子を見ましょう」と言われ、肉体的にも精神的にも参ってしまいました。

不安から来る不眠症になり吐き気や嘔吐の繰り返しで夜を迎えるのがとても怖くなっ

て、安定剤や睡眠導入剤を服用し、からだと心の状態は悪くなるばかり。外出することも少なくなってきて、日常生活もままならなくなり、横になる日々が続きました。

家族の食事といえばスーパーのお弁当や出前が多くなりました。この一〇年で一番つらかったのがこの時期です。体調が優れない上に、うつ状態が強く出ていました。

娘の学校行事にも行けなくなりました。そんな私を見て、娘たちも沈みがちになり、下の子に「ママは具合が悪いから遊んでくれないんだよね」と言われた時は、自分が情けなくて、泣くばかりでした。

毎日遅くに帰宅する主人に「あなたは仕事だけすればいいのだから気が楽ね！」とか「こうなったのはあなたのせい！」とやつあたりをして、夫婦仲もぎくしゃくし、私はいつしか人を責めるばかりの人間になっていました。

松井先生が出演していたテレビを見て、東京脳神経センターに予約をしたのはその頃でした。当時の問診票の該当数は二六個ありました。先生からは入院を勧められましたが、下の娘が幼いため、私は通院を選びました。

センターまで往復三時間、週三回の通院を七ヶ月間続けました。治療を始め一月半経った頃、首の張りや痛みがひどくなり、肩こりや腰痛も出て症状は悪化しましたが、私はあきらめずに通院を続けました。

三ヶ月を過ぎた頃ふらつきの回数が減り、首の張りも治療後は楽に感じるようになりました。四ヶ月、五ヶ月経つと少しずつめまいも良くなりましたが、うつ状態だけは良くならず、相変わらずの自分に嫌気が差していました。

七ヶ月の通院をし、集中的に治療をすればうつもからだも、もっと良くなるのではないかと考え、母に子どもをあずけ、松井病院に入院する決意をしました。もちろん子どもの心配や留守を頼む母への負担など、たくさんの不安はありましたが、太陽のような存在でなくては家庭を明るくすることはできないと、自分に言い聞かせました。

入院から一〇日を過ぎた頃、うつ状態が不思議とスッと消え、これまで気力もなくやる気もなく不安ばかりだった自分が、同じ病室の方々といろいろな話をして笑っていました。主人に対して当たり散らしていた自分が恥ずかしく、マイナス思考だった気持ちも前向きに考えられるようになりました。

これとは反対にからだのほうはめまいや頭痛が強く出て、これまで感じなかった喉の渇きや鼻炎に似た症状が続きました。私は院長先生の本の中の体験記を読んでいたので、これらの症状は悪いところがからだの外に出ているのだと思っていました。

二五日が経ち、症状が次々と消えていきました。最後までめまいが残りましたが、それも消え、ガチガチだった首もやわらかくなりました。

入院して四〇日目には院長の触診でも痛みをまったく感じませんでした。そして五〇日目に退院しました。

体調不良から来るうつ状態。人格さえ変わり、家族がバラバラになりかけていた私たちに、また幸せを取り戻してくれたと、私は心から感謝しています。

●薬を少しずつ減らし、うつが改善（五一歳・男性）

数年前から、両目が急に痛くなったり、動悸が激しくなり急に疲労感が高まったり、急なめまいでふらつくこともありました。以前からあった不眠も頻繁にあらわれるようになりました。薬局でいろいろな薬を購入して対処しましたが、改善されません。

入院する前年の秋から、動悸が激しく疲労感が強くなったり、思考も上手く整理できなくなったり、ろれつがまわらなくなり、職務にも支障をきたしていました。

その年の初冬に循環器系内科を受診。狭心症の検査や投薬を受けました。めまいの改善のため耳鼻科を受診しましたが異常なし。勧められて脳神経外科を受診しましたが、「異常がないので耳鼻科を受診してください」と告げられました。やむなく、別の耳鼻科を受診すると、右にふらつく傾向があり、それを改善する投薬を受けました。また、不眠のために精神神経科を受診して、睡眠導入剤等の処方を受けました。最終的には、うつ状態の診断と薬をもらいながら、循環器内科と耳鼻科の治療も受けて仕事を続けていました。

年が明けてから妻が新聞で松井先生の記事を読み、私に受診を勧めました。私は、首の治療で症状が改善するとは信じられませんでした。でも、妻の願いもあり、東京脳神経センターに予約を入れ、二ヶ月後に受診しました。

「四国の松井病院に三ヶ月の入院をすればうつ状態は治る。悪くても四ヶ月で治る」と医師に告げられ、入院予約をしました。

その後は、三病院への通院とそれらの病院が処方するたくさんの薬を飲みながら仕事を続け、松井病院からの入院承諾の連絡を待ちました。その間、院長の著書を読みました。問診票のチェック数は日によって増減しましたが、一七個を下回ることはありませんでした。

夏になり、松井病院から「入院できる」との連絡があり、急遽入院しました。正直に言えば、著書にある治療で「うつ状態」が改善するとは信じていませんでした。うつ状態の改善は、宝くじで一等を当てるくらいの確率だと考えていました。

でも、入院して一ヶ月目で、「めまい」、「ろれつがまわらない」、「不眠」の状態がなくなりました。睡眠導入剤を飲まなくても寝られるようになり、薬は「うつ」用のものだけになっていました。そのためか気分も明るくなりました。

院長先生の診察があり、首に理学療法のマーキングを受けると同時に「うつ」の薬を減らすように指示されました。日に三度の薬を日に二度にして二週間。さらに、日に一度にして二週間。どちらも初めの一週間は薬が減じられたことで気分が落ち着かなかったり眠れなかったり、手や顔面がしびれたりしてとても苦痛でしたが、二週間目は楽になるというパターンでした。

治療して二ヶ月目くらいは、ネガティブな気持ちに落ち込むことも多かったのですが、私の場合は鍼治療を受けるとなぜだかポジティブな気分になりました。また、闘病生活をともにする患者仲間との交流も励ましになりました。その頃には、問診票はほとんどが「いいえ」でした。

治療も三ヶ月目に入り、ついに投薬をなくす週になりましたが、それはこれまで以上に苦痛でした。仕方なく一日一回のアモキサンとソラナックスの投薬を、ソラナックスだけの投薬に切り替えて二週間。次の二週間はソラナックスを半分にしながら治療を続けました。その後なかなかソラナックスを断つことができなかったのですが、ソラナックスに代わりレンドルミン〇・二五ｍｇを半錠の服用に代えて理学治療を続けました。

看護師さんたちや、理学療法士さんなど病院スタッフが、明るく気さくな会話や親切な対応で私のうつ状態を改善してくれました。気がつくと、うつ状態の薬も飲まずに過ごしていました。

入院して三ヶ月ほどの院長先生の診察で、退院許可が出ました。まだ、睡眠導入剤は服用したままでしたが、うつ状態の薬からは解放されて生活することができるようになっていました。

私は医学の専門家ではないので首の治療とうつ状態の改善の因果関係は断言できませんが、松井病院で首の治療を続けながら、うつ状態の改善を図ることができたのは事実です。

●幼少期の交通事故から始まった全身の不調が治った（二五歳・女性）

小学校六年生の時に交通事故に遭う。むちうち症になり体力は一般の人の半分以下に低下。『むちうちは一生治らないから』というお医者さんの言葉にショックを受ける。
中学校の体育はほぼ見学。高校では、休みがちになりながらもバイト、学校ともに続け卒業。大学では、チアリーディングを始めたことで体力が向上。精神も鍛えられ、少しずつ休みが減り、学校・バイト・部活・ゼミで充実した日々を送る。
《発症と転々とした仕事》
一社目〈営業〉必死に頑張るも、人間関係のストレスと多忙さに体調を崩し二ヶ月で退社。この頃から体調が優れない日々が続くようになる。

二社目〈スポーツインストラクター〉研修を乗り切り、後輩を育てて半年間突っ走るも、からだは悲鳴をあげ、徐々に体調が崩れていく。二ヶ月休職ののち退社。

《病院巡りと病名》

〈内科〉二社目を休職中に胃カメラ検査で『急性胃炎』と診断。心療内科を紹介される。

〈心療内科〉『気分変調症』『社会適応障害』と診断され、精神安定剤、睡眠導入剤を処方され、しばらく服用。やめられなくなるのが怖いので二ヶ月もたたず飲まなくなる。

〈整形外科〉血液検査で異常がないのに全身が痛いと伝えると『線維筋痛症』と診断される。治療法は特にないと言われ絶望する。

〈東京脳神経センター〉二度受診後、『頚性神経筋症候群』『自律神経失調症』と診断される。症状は、頭痛＝常にガンガン、ズキズキと痛い。あって当たり前のような状態。吐き気＝一日に一度はある。たまに嘔吐。めまい＝常に地面や自分が揺れている。横になっても座っても変わらない。食欲不振＝食べたら胃が痛くなるので食べたいと思わない。不眠＝眠いのに眠れない。連続して三時間眠れたらマシ。全身の痛み＝痛くないところがないぐらいに全身に痛みが走る。しびれ＝手足に電気が走ったようにビリビリしびれている。からだに力が入らなくなる＝プラスチック性のコップすら持てないほど。体温調節異常＝夏でもパーカーを羽織らないと冷房のきいた室内に入れない。精神の不安定＝泣くとかわめくという感情が凍りついてました。すぐにイライラ&無気力。全身の倦怠感＝毎日リセットされず疲れがたまっていく。肩こり＝手が自由に動かせない。指が入らないほどガチガチ。くびの痛み＝叫び出したいくらいの痛み。体力低下＝ちょっとしたことで息が上がり、疲れ果てる。

このような症状を毎日抱え、できなくなることを数えるような日々でした。

《入院》症状が悪化し、六月に東京脳神経センターで二度目の受診をし、入院希望を出しました。一〇月に入院できたので比較的恵まれていたと思います。入院できて、もう無理して、平気なフリしなくていいんだという安堵感と、ニートになった自分への将来の不安感とを感じていました。

《治療》

・入院してから二週間の点滴（これからの治療に備えてビタミンを注入）

・ホットパック（首を温め、治療の効果を高める）
・鍼（首に鍼を刺し、直接電気を流し首をやわらかくする）
・電気（トプラーとSSPの二種類。五〇以上の強さでする）
・スッキリセンター（肩・背中・腰などをほぐして首の治療をすすめる）
・安静（治療とトイレ、一五分の散歩以外は首を休めるために横になる）
治療はこんな内容でした。私は長年にわたる外部からの攻撃から自分の身を守るため、外部からの刺激に敏感になり過ぎ、どの治療もなかなか上手く進みませんでしたが、二ヶ月目以降少しずつ、からだが受け入れてくれました。

《検査》
・血液検査（月に一度早朝に検査。特に異常なく、皆さんお上手でした）
・尿検査（これも月に一度ぐらい。特に異常なし）
・心電図（横になってやるので眠くなりました。異常なし）
・サーモグラフィー（末端が青かったのを覚えています）
・自律神経の検査（フラついていると感じましたが意外と正常範囲内でした）

・ＭＲＩ（音がうるさいので耳栓をしていました。異常なし）
・ＭＲＡ（ＭＲＩと同じく音がうるさいです。閉所が苦手な人はつらそうでした）
・脳波（吸ってー吐いてーの言い方で眠りに落ちそうになりました。異常なし）
どの検査も、基本的に異常なしでした。

《入院生活》

〈一ヶ月目〉慣れない環境、入院生活、治療に慣れるのに必死でした。食欲もなく食事も進まず、毎日が一生懸命で忙しくてバタバタでした。治療もなかなか上手くいきませんでした。

それでもいろいろな方の『よく頑張ってきたね』という言葉に癒されました。

〈二ヶ月目（前半）〉治療や入院生活に慣れてきたことで、暇を持て余すようになりました。好転反応なのか、熱感やめまいなどがひどくなりました。問診票の数は減っているものの、首を押されるたびに激痛が走りました。仕事のこと、これからのこと、いろいろなことが不安になり、焦る中、『大丈夫だよ。焦らずいこう』といろいろな方々がまるでファミリーのように接してくれ、心が軽くなりました。この頃からＳＳＰが五〇に上げられるように、鍼も時間を増やせるようになりました。

〈二ヶ月目（後半）〉突然、頭痛のない時間が出てきました。部屋を移動してほしいと頼まれ、移動してすぐはとまどいましたが、さらにコミュニティが広がり、少しずつ悪化した体調も落ち着いてきました。友達から「いつ帰ってくるの？」と連絡が増え、嬉しい反面、先の見えない闘いへの不安もありました。

《見えた希望》一二月二三日。院長先生の診察で、『かなり良くなったね』という言葉をいただきました。今までは首のどこを押されても激痛が走っていたのですが、ほとんど痛みがなくなっていました。『一月中旬には退院できるでしょう』と初めて退院のメドがたちました。やっと希望が見えてきました。良くなってきた自覚もあったのでとても嬉しかったです。

〈三ヶ月目〉部屋にいる時だけ起こる頭痛以外は、ほとんど症状もありませんでした。突然風邪をひきましたが、なぜか『これで全部良くなる』と思えました。ずっとつらかったお風呂も普通に入れるようになりました。ちょっとめまいや頭痛が復活したりもしましたが、少しずつ落ち着いてきました。首の寝ちがえが何度かありました。

《そして退院》退院が一月二六日に決まりました。三ヶ月と二〇日。長かったような、でも過ぎてしまえばあっという間だったような、不思議な感じです。本当にいろいろな方々に支えられてここまで来られたのだと感謝の気持ちでいっぱいです。

日常に戻るには、まだまだ時間はかかると思いますが、今までひたすら突っ走ってきた自分への良い意味での「ロングバケーション」になり、自身の今までのことを振り返り、先へ進むための一歩として、いろいろなことを深く考えるとても貴重な時間だったように思います。

また、自分と同じ病気で苦しんでいる人がこんなにもたくさんいるのだと知るいい機会でもあり、たくさんの素敵な方々に出会いました。自分たちもつらいのに思いやりを持って、妹のように、娘のように温かく接してくれたたくさんの方々、この方々のおかげで私は今日まで、あきらめず、闘い抜き、治ることができたのだと思います。

ここで出会えたたくさんの方々に感謝の気持ちでいっぱいです。本当にありがとうございました。無理し過ぎず、からだをいたわりながら、これからの人生を楽しみたいと思います。ありがとうございました。

《苦しんでいる皆さんへ》この病気を知ったのは先生の本でした。それまではこんな病気があることも知らず、たくさんの病院を巡り、無知な方々の心ない言葉に傷ついてきました。正直、「もうダメかも」「あたしナマケ者だ」と自分をひたすら責め続けていました。皆さんも心当たりがあるのではないでしょうか？　目に見える傷やケガなどではないから、なかなか周りの人にわかってもらいにくいですよね？

もう、ここしかない！　という思いで来ました。やっと入院できてからも、「本当に治るのか」など不安はいつもありました。でも同じように苦しんでいる皆さんと「大丈夫！　頑張ろう」「今日も一日よく頑張った。エライエライ」とはげまし合い、支え合えたことで、前向きにあきらめず治ることができたように思います。

この病気になった方は『頑張り屋で真面目で優しい方』が多かったように思いました。どうかあきらめないでください。今、この病気になったのはあなたのせいではありません。どうか自分を責めないでください。一日一日できることが減っていってつらいかもしれません。周りからもいろいろ言われているかもしれません。でもどうか自分だけは自分を責めないであげてください。いたわってあげてください。

どうか一日でも早く皆さんの元気と健康と笑顔が戻るよう、心から願っております。

少しでもお役に立てたら嬉しいです。

●めまい、頭痛、肩こりに悩む日々。うつ状態で娘を虐待……（三四歳・女性）

二〇代の頃からひどい頭痛と首こり、肩こりに悩まされていました。仕事が美容師だったので、休みも少なく、毎日一五時間くらい働いていました。睡眠もほとんど取れず、鎮痛剤で痛みをごまかす日々が一〇年ほど続きました。

市販の鎮痛剤をほぼ毎日飲み続けました。そのうち、不眠にも悩まされるようになってしまいました。

三二歳の時、結婚・妊娠を機に仕事を辞め、妊娠中はあまり頭痛に悩まされなかったのですが、妊娠四ヶ月の頃、実父がうつ病で自殺。そのショックで不眠になりました。

その後、出産し、産後半年の頃、ものすごい回転性のめまいが起こり、そのまま救急病院へ。フワフワした船に乗っているような、地面が柔らかく感じるようなめまいが続き、頭痛も肩こりももっとひどくなり、からだはカチコチになってしまいました。

耳鼻科五軒、脳神経外科三軒、神経内科二軒、婦人科、内科、整形外科、カイロプラクティック、整体、除霊とありとあらゆるところへ行き、原因がわからず、どこへ行っても異常なし。まったく効かない抗めまい薬を飲み続け、そのうち気が滅入るようになり、楽しいはずの子育ても苦痛になり、娘にイライラし始め、娘の頬をつねったりするようになりました。こんなにつらいのなら、死んでしまおうと思っていました。

その様子を見ていた主人が、心療内科へ行くように勧め、受診しました。いろいろ検査もし、薬も三〇種類以上試しましたが効かなかったことなどを話し、自殺願望があることも話し、抗うつ薬、抗不安薬、睡眠薬とだんだんと種類と量が増え、気づけば、ものすごい量の薬を飲んでいました。薬漬けでした。薬でうつ症状はいくらか緩和されたものの、相変わらずめまい、頭痛などその他たくさんの症状はまったく治まりません。

そんな時、主人が図書館で松井先生の本を借りてきました。ほとんど私にあてはまる！　と思いました。ここに行きたい！　もっとこの病院のことが知りたいと先生の著書を三冊購入し、さっそく、四国の松井病院に電話しました。約二ヶ月の診察待ちを経て、松井先生に診ていただきました。

「どこに行っても異常なしなんて……あなたの首は大変なことになっていますよ！」

先生が触った首はカチカチで、激痛が走ったのを今でも覚えています。

「ここで治療をすれば必ず良くなりますよ！」という先生の言葉に涙し、そのまま入院の予約をし、約五ヶ月後、入院できました。二歳になったばかりの娘を置いて、遠い四国まで行き、入院することに悩みましたが、私のからだは悲鳴をあげていました。

入院時、問診票の「はい」の数は二七個もあり、毎日の治療も、初めの三週間はフラフラでした。でも、入院一〇日ほどで耳鳴りがまったくなくなっていることに気づきました。フラフラな治療の後でも落ち込まず、前向きな自分に変わっているのにも気づき、うつ症状もなくなったのでは？　と思うようになりました。

そして二ヶ月後、一五年間苦しんできた頭痛、首の痛みが消え、鎮痛剤を断つことができました。二ヶ月半後、少しのフラフラはありましたが、めまいの症状も軽くなっているのに気づき、肩こりもとても軽くなり、日に日に明るい自分を取り戻すことができました。そして三ヶ月が過ぎ、退院の許可が下りた時は、娘に会える！　と嬉しくてたりませんでした。そして、退院までの二週間、治療に専念しました。

ここに入院していなかったらと思うとゾッとします。本当にここで治療を受けられてよかったです。もっと早く知っていたなら、実父も入院させ、救えたかもしれません。

退院後は、首を大切にし、ぶり返さないように気をつけ、楽しい生活、楽しい人生を送っていきます。

●ずっと死にたいと思っていた私が幸せを感じられるように(四〇歳・女性)

保育園に通っている時、後ろからブランコが激突し首を強打してしまいました。病院ではなんの異常も見られませんでしたが、それがもとで、明るかった性格が一挙に暗くなってしまいました。小学校、中学校、高校と、なんだかわからないままつらい日々を送っていました。

就職してもよく休んでいました。「仮病じゃない?」と陰で言われ、どうしてこんな私は生まれてきてしまったのか、親を憎んだこともありました。

二七歳の時、仲が良かった祖父が亡くなり、地獄へポイッと落とされた感じがして、動悸、めまい、ふらつき、不眠、吐き気、頭痛、とにかくだるくて何もする気が起きない。病院へ行きいろいろな科で症状を全部話しても、首をかしげるだけで何も解決しませんでした。耳鼻科でめまい症という診断をやっとしてもらえました。安静にと言われずっと休んでいましたが、疲れがぜんぜん取れず苦しんでいました。

半年後ぐらいに、母にうつ病かもしれないと言われ、精神科へ行くと、すぐにうつ病と診断されました。薬を飲み始め頭がすっきりした感じがありましたが、二年間寝たきりで廃人のようになってしまいました。

このままじゃいけないと働き出しましたが、具合が悪すぎて一ヶ月で辞めました。その後、急に死にたいという症状が出始め、どうやったら死ねるかずっと考える日々。あまりにも苦しかったから、二階から下へ飛び下りていました。不思議にケガもせず無事でした。そんな状態でもなんとかしたいこのままじゃいけないと思い働きましたが、すぐ具合が悪くなって辞め、そんな繰り返しで一〇ヶ所も転々と職業を変えました。

そんな時、夫に出会いました。具合が悪いのを告げると、「俺が治してやる」と言ってくれました。また、このままじゃいけないと思って、心は頑張ろうとしても症状はほんの少し良くなっただけで、ものすごくつらい毎日。

また、働き、結婚もして周りからは幸せそうに見えても、自分しかわからないつらさで、よく泣いていました。

そんな時、松井先生の本を本屋さんで手に取り、惹かれるように買いました。本を読むと「自分のことが書いてある」と思って感動しました。

すぐに東京脳神経センターに診察の予約をして、一ヶ月後に受診。いろいろな検査をしてくださり、ストレートネックでヘルニアがあると診断されました。首こりを取れば必ず良くなると言ってくれました。通院だけだと一年以上かかるということで、即入院を決意しました。

一ヶ月後、松井病院に入院。三〇項目中、二〇以上の症状でとてもつらかったです。点滴、電気治療、電気鍼、体操をするようになって、どんどん症状が取れていきました。動悸、すぐに横になりたい、不安感、うつの症状が先に良くなり、あんなにつらかった日々が楽になっていきました。二週間で薬も少しずつ減らし、地道に電気治療など受けるとどんどん項目が消えていきました。三ヶ月近くになって、症状が4つに減りました。この病院で四〇歳の誕生日を迎え、生まれて初めて「ああ、私はなんて幸せなんだろう」と心から感じられるようになりました。感動して涙が出ました。

まだ完治はしていませんが、あきらめずに通院し、松井先生に完治と言ってもらえるまで頑張り続けようと思っています。

●いじめられて自殺願望があった（一三歳・女性）

私の不調の始まりは三年前。小学四年生の時からでした。学校の生徒の人数が少なく、クラスの女子の人数はたった一一人で、自分を除いた一〇人にいじめられました。仲間外れ、無視、嫌がらせ、陰口など、だんだん陰湿になっていきました。それまで仲良くしていた友人も、私を助けると自分もいじめられるのではないかと思っていたのか離れていくようになりました。その苦しみに耐え切れず不登校になりました。

その頃から自殺願望があり、親に叱られたり、友人と喧嘩しただけでも死にたいと思うようになりました。

二年が過ぎ、自殺願望を持ったまま小学六年生になり中学受験をすることになりました。普通なら四年生頃から始めることを、たった一年間でやるのはとても過酷でした。

一日最低六時間、これまでやったことのない難しい問題と向き合うのは、肉体的にも精神的にもつらく、受験勉強を始めて一ヶ月半頃から生あくびが出るようになり、手の震えやしびれも出るようになりました。ラストスパートをかけていた一月。体育の授業で、腰、背中、首、頭を強打してしまいました。その事故をきっかけに、頭痛と頭重感に加え、めまい、吐き気などの症状が加わりました。精神的な症状は、小学四年生の時からあった自殺願望に加え、何もする気が起きなくなったり、急にわけもなく不安になるなどの症状があらわれるようになりました。

「これはおかしい」そう思って母が通っていた神経内科の頭痛外来を受診しました。母親が片頭痛だと子どもに遺伝しやすいという理由から片頭痛薬を飲んでみましたが、効果はありませんでした。

ここから病院のたらい回しが始まりました。脳神経外科、整形外科、小児科、内科、精神科、神経内科など一五の病院を受診しました。そのほか、カイロプラクティックや整体、中国鍼など病院以外にも通いました。

中学受験の失敗や父の単身赴任、長年住んでいたところから離れて新しい環境で生活していくことに対する不安からなのではないかという理由から、精神的ストレスやうつ病、燃え尽き症候群や適応障害などが原因だと言われ、中には放っておけばいつか良くなると言う先生もいて、匙《さじ》を投げられました。

そんな時、母が見ていた新聞に松井先生の記事が掲載されていて、私の症状と似た例がたくさん書いてあり、「これかもしれない」と、本を購入しました。本を読んだ母は、「ここだ！」と思い、さっそく診察予約を取りました。

診察を受けると、思ったとおり頚性神経筋症候群、自律神経失調症と診察され、触診してもらうと、首の押されるところすべてが激痛でした。問診票も三〇個中二五個当てはまり、入院して治療することにしました。

入院生活は、治療と食事以外はずっと横になっている、読書禁止、電気治療の副反応、外出禁止などつらいこともありましたが、少しずつでも良くなっていく喜びがありました。始めの二ヶ月はまったくと言っていいほど変化はなく、治療していくにつれて気づかなかった症状があらわれ、入院前二五個だった問診票の数は二九個にまで増えました。しかし、三ヶ月目に突入したあたりから症状が減り、退院日には、なんと〇個になって症状がない状態で退院することができました。

一〇代前半の症例が少なく、症状のひどい一三歳の私が治るのかという不安があったので、私と同じ思いの人を助けたいという思いで体験記を書きました。

◇ ◇ ◇

いかがでしたか。患者さんたちの苦しみの日々、そして治療によって希望を取り戻す様子が伝わったことと思います。さあ、次はあなたの番です。もしからだと心にさまざまな不調を抱え、誰にもわかってもらえなかった日々を過ごしてきたのなら……暗い過去から、明るい未来へ飛び出しましょう。すべての症状が完治したあなたの「体験談」を聞かせてもらうのを楽しみにしています。

おわりに

私が『首を治せば病気が消える』という書籍で、頚性神経筋症候群（首こり病）について解説を行ってから、早いもので十年という歳月が経ちました。

その間、さらに多くの患者さんを診察し、治療することができました。しかし、その一方で、まだまだこの病気のことを知らない方が多いと感じることも多々ありました。

不定愁訴に悩む患者さんに、「首こり病」のことをもっともっと知っていただきたい。そして、この病気を治療できるドクターをもっともっと増やしていきたい。それが私の願いであり、使命であると決意を新たにしています。

今回、新しい情報を大幅に加えて、首こり病によって引き起こされるさまざまな症状、その治療法を紹介しました。本書の中でも触れましたが、「たかが首の病気」と侮るのは危険です。最悪の場合、死にもつながってしまう恐ろしい病気なのです。どうか首をいたわる生活を心がけて、健康な日々を過ごしてください。

本書を読んで、受診をお考えの方は、お気軽にお問い合わせください。

・東京脳神経センター　電話03‐5776‐1200
東京都港区虎ノ門4‐1‐17 神谷町プライムプレイス2F
診療時間　9：00～19：00（完全予約制）

また、全国の患者さんのご要望にお応えし、大阪、名古屋、福岡にもネッククリニックを開設しました。私が発見した頚性神経筋症候群（首こり病）の診療・治療を目的としたクリニックで、地方でも東京脳神経センターと同じ診察を受けられます。医療施設なので、診療結果によっては、保険診療を受けることもできます。

・ネッククリニック大阪　電話06‐6342‐5055
・ネッククリニック名古屋　電話052‐533‐9180
・ネッククリニック福岡　電話092‐483‐6555

本書では、僭越ながらこれからの子どもたちや、若者たちのための提言もしております。日本の明るい未来に少しでも貢献できれば望外の幸せです。

二〇一八年二月吉日　松井孝嘉

スマホ首病が日本を滅ぼす
首を治せば生まれ変われる

2018年3月25日　初版発行

著者　松井 孝嘉

松井 孝嘉（まつい・たかよし）
東京脳神経センター理事長。松井病院理事長。東京大学医学部卒業後、東京大学文部教官となり頭頚部外傷・デッドボールを研究。読売巨人軍の協力を得て、野球用耳つきヘルメットを開発・実用化。デッドボールによる死者を皆無にする。その後、米国アルバート・アインシュタイン医科大学に渡り、脳腫瘍・脳血管障害を研究。ジョージタウン大学では世界初の全身用CTスキャナの開発に携わり、日本への導入・普及に大きく尽力。1978年に「首こり病（頚性神経筋症候群）」を発見し、ついに診断法と治療法を確立。これが世界初の自律神経失調症の治療法となり、首こりに起因する不定愁訴の治療を初めて可能とした。2006年には、恩師である東京大学名誉教授・佐野圭司氏を所長として迎え、東京・虎ノ門に『東京脳神経センター』を開設した。

発行者　横内正昭
編集人　岩尾雅彦
発行所　株式会社ワニブックス
〒150-8482
東京都渋谷区恵比寿4-4-9えびす大黒ビル
電話　03-5449-2711（代表）
03-5449-2716（編集部）

装丁　橘田浩志（アティック）／小口翔平・喜來詩織（tobufune）
校正　玄冬書林
構成　菅野徹
イラスト　岩田やすてる
写真　アフロ
印刷所　凸版印刷株式会社
DTP　株式会社 三協美術
製本所　ナショナル製本

ISBN 978-4-8470-6605-4
ワニブックスHP http://www.wani.co.jp/
WANI BOOKOUT http://www.wanibookout.com/